Ziad Aljarad

Revisão da neoplasia linfoide

Ziad Aljarad

Revisão da neoplasia linfoide

ScienciaScripts

Imprint

Cover image: www.ingimage.com

This book is a translation from the original published under ISBN 978-3-330-33134-1.

Publisher:
Sciencia Scripts
is a trademark of
Dodo Books Indian Ocean Ltd. and OmniScriptum S.R.L publishing group

120 High Road, East Finchley, London, N2 9ED, United Kingdom
Str. Armeneasca 28/1, office 1, Chisinau MD-2012, Republic of Moldova, Europe
Printed at: see last page
ISBN: 978-620-8-18201-4

Autor:
Dr. Ziad Aljarad, MD.
Departamento de Gastroenterologia, Hospital Universitário de Aleppo, Aleppo, Síria.
Co-autores :
Almoço Batol. Doutor em Medicina
Departamento de Patologia, Hospital Universitário de Aleppo. Aleppo, Síria.
Sarah Aljarad, médica
Departamento de Oncologia, Hospital Universitário Al-Asad, Damasco, Síria.
Wafa Hamoud Alhussein, médica
Hospital Universitário de Aleppo, Aleppo, Síria.
Mamdouh Alkhaled, MD
Departamento de Gastroenterologia, Hospital Universitário de Aleppo, Aleppo, Síria.
Amin Aqeel. Estudante de medicina
Universidade de Aleppo - Faculdade de Medicina. Aleppo, Síria.
Jawhar Aljarad. Estudante de medicina
Universidade de Damasco - Faculdade de Medicina. Damasco, Síria.

Agradecimentos :
Ibrahim Alhadeed. Professor
Diretor do Hospital Universitário de Aleppo, Aleppo, Síria.
Diretor da Faculdade de Medicina da Universidade de Aleppo, Aleppo, Síria.
Bashir Badawi Mobayed. Prof.
Diretor da Faculdade de Medicina Interna da Universidade de Aleppo Hospital, Aleppo, Síria.
Prof. Mahmoud Nasser, sentado
Departamento de Gastroenterologia, Hospital Universitário de Aleppo, Aleppo, Síria.

CONTEÚDO.

Neoplasias linfóides :

As neoplasias linfóides são neoplasias que se desenvolvem a partir de células que normalmente se transformam em linfócitos T (linfócitos T citotóxicos, linfócitos T auxiliares ou linfócitos T reguladores) ou linfócitos B (linfócitos ou plasmócitos). Em geral, as neoplasias linfáticas dividem-se em neoplasias que surgem de precursores linfáticos (por exemplo, leucemia/linfoma linfático agudo) e neoplasias que surgem de linfócitos e plasmócitos maduros. Também são classificadas consoante provêm de células B ou T.(1) (55)

No passado, as neoplasias linfáticas com lesões na medula óssea e no sangue (leucemia) eram separadas das que se manifestavam como lesões maciças (linfoma). No entanto, reconhece-se atualmente que qualquer "linfoma" pode ser acompanhado ou precedido de um quadro leucémico e que qualquer "leucemia" pode, por vezes, manifestar-se como lesões maciças. De acordo com a classificação da Organização Mundial de Saúde (OMS), o diagnóstico das diferentes neoplasias linfáticas não depende da localização anatómica das células tumorais, mas sim da célula de origem do tumor, que é determinada pela morfologia, imunofenótipo e dados genéticos. Como resultado, várias entidades que anteriormente eram consideradas independentes estão agora agrupadas em categorias de diagnóstico únicas. (47) (62)

Precursores de neoplasias linfóides :

Estas neoplasias precursoras linfóides altamente agressivas dividem-se em duas categorias principais:

> Os precursores da leucemia linfoblástica B/linfoma são doenças neoplásicas dos linfoblastos imaturos que evoluem para a linhagem de células B. A leucemia linfoblástica B é a forma mais comum da doença. Os precursores das células B desenvolvem-se na medula óssea e a maioria dos doentes com este tumor apresenta lesões na medula óssea e uma contagem leucémica no sangue periférico (ou seja, leucemia linfoblástica aguda com precursores das células B). (33) (27)

> Os precursores da leucemia linfoblástica T/linfoma são doenças

neoplásicas

Linfoblastos imaturos pertencentes à linhagem de células T, que podem formar-se no timo ou na medula óssea (33) (27)

Neoplasias maduras de células B :

A neoplasia linfoide madura das células B é classificada com base, entre outros factores, numa comparação do imunofenótipo e do genótipo das células tumorais com as fases normais de desenvolvimento das células B, bem como noutras caraterísticas imunofenotípicas e genéticas distintivas.

Os tumores linfáticos malignos são geralmente classificados como leucemia e linfoma, uma vez que as doenças agrupadas sob o termo linfoma não Hodgkin são muito heterogéneas. A leucemia refere-se a doenças que afectam principalmente o sangue e a medula óssea, enquanto o linfoma se refere a tumores nos gânglios linfáticos ou noutros órgãos.

No entanto, quase todos os tumores malignos linfáticos podem assumir qualquer forma, e alguns têm quase a mesma probabilidade de se apresentarem como leucemia ou linfoma. Além disso, o espetro dos tumores malignos do sistema imunitário varia entre alguns dos tumores malignos mais indolentes (por exemplo, alguns linfomas MALT) e os cancros humanos de progressão mais rápida (por exemplo, o linfoma de Burkitt). (20) (53)

Classificação dos linfomas da Organização Mundial de Saúde (OMS) :

Na década de 1990, foi introduzido um novo sistema, a Classificação Euro-Americana Revisada do Linfoma (REAL).

O diagnóstico na classificação REAL baseava-se na morfologia, na imunologia e nas caraterísticas clínicas. Os conceitos da classificação REAL foram utilizados para desenvolver a classificação de linfomas da Organização Mundial de Saúde (OMS), que é atualmente considerada a norma de ouro a nível mundial.

A classificação da OMS está resumida na Tabela 1. Divide os tumores em tumores de células B e de células T/NK, bem como tumores imaturos ou blásticos e tumores que se desenvolvem a partir de fases mais maduras do tecido linfático (51) (52).

A classificação da Organização Mundial de Saúde (OMS) de 2016 para os tumores dos tecidos hematopoiéticos e linfáticos utiliza caraterísticas morfológicas, imunofenotípicas, genéticas e clínicas para definir diferentes diagnósticos. Além disso, existem categorias limítrofes para os casos que não podem ser classificados num determinado quadro. Esta abordagem foi adaptada para melhorar a avaliação exacta dos resultados dos doentes em relação a doenças "típicas" e para estudar casos-limite.

A classificação da OMS não procura classificar as neoplasias linfáticas de acordo com a sua agressividade, até porque se sabe que a evolução natural destes tumores varia muito de doente para doente. No entanto, alguns estudos clínicos identificaram subtipos histológicos que correspondem ao comportamento clínico habitual das diferentes neoplasias linfáticas, que podem ser classificadas, grosso modo, em três grupos,

QUADRO 1: Classificação das neoplasias linfóides da Organização Mundial de Saúde.

Neoplasias de células B
Precursor de uma neoplasia de células B
Precursores da leucemia linfoblástica B/linfoma (precursores das células B na leucemia linfoblástica aguda)
Neoplasia de células B maduras (periférica)
Leucemia linfocítica crónica de células B/linfoma linfocítico pequeno
Leucemia prolinfocítica de células B
Linfoma linfoplasmocitário
Linfoma de células B da zona marginal do baço (com ou sem linfócitos vilosos)
Leucemia de células pilosas
Mieloma de células plasmáticas/plasmocitoma
Linfoma de células B da zona marginal extranodal (com ou sem células B monocitóides)
Linfoma de células B da zona marginal nodular (com ou sem células B monocitóides)
Linfoma folicular
Linfoma de células do manto
Linfoma difuso de grandes células B
Linfoma de Burkitt/Leucemia de células de Burkitt
Neoplasias das células T e das células NK
Um precursor de uma neoplasia de células T
Antigo linfoma de células T/leucemia linfocítica (antiga leucemia linfoblástica aguda de células T)

Neoplasia de células T/NK maduras (periféricas)
Leucemia prolinfocítica de células T
Leucemia granular de células T
Leucemia agressiva de células NK
Linfoma/leucemia de células T do adulto (HTLV1_)
Linfoma extranodal de células NK/T, tipo nasal
Linfoma enteropático de células T
Linfoma hepatoesplénico de células T gama-delta
Linfoma subcutâneo de células T do tipo paniculite
Micose fungoide/Síndrome de Sesari
Linfoma anaplásico de grandes células, linfoma de células T/zero, tipo cutâneo primário
Linfoma periférico de células T, sem outras caraterísticas
Linfoma angioimunoblástico de células T
Linfoma anaplásico de grandes células, linfoma de células T/zero, tipo sistémico primário

Linfoma não-Hodgkin :

O linfoma não-Hodgkin (LNH) é um grupo diversificado de doenças malignas que têm origem nos precursores das células B, nos precursores das células T, nas células B maduras, nas células T maduras ou (raramente) nas células assassinas naturais. (59) (11)

Classificação do linfoma não-Hodgkin: o desenvolvimento da classificação por estádios constituiu um grande avanço no tratamento dos doentes com cancro. A nossa capacidade de classificar os doentes com linfoma não Hodgkin em grupos clinicamente relevantes tem vindo a melhorar constantemente à medida que a nossa compreensão da biologia do sistema imunitário tem vindo a melhorar. A utilização da histopatologia para diagnosticar a doença maligna e a descoberta da célula de Reed-Sternberg no início do século XX permitiram-nos distinguir entre a doença de Hodgkin e outros linfomas, agrupados sob o termo linfoma não-Hodgkin.

O primeiro sistema de estadiamento amplamente utilizado para o linfoma não Hodgkin foi desenvolvido para o estadiamento da doença de Hodgkin e é designado por sistema de estadiamento de Ann Arbor, que constitui a base para o estadiamento anatómico e para o linfoma não Hodgkin. A utilização do sistema de estadiamento de Ann Arbor para o linfoma não Hodgkin apresenta uma série de desvantagens. Apesar destas desvantagens, a classificação de Ann-Arbor continua a ser o melhor método para o estadiamento anatómico do linfoma não-Hodgkin e é amplamente aceite para este fim.

O estadiamento ajuda a alcançar uma série de objectivos importantes no tratamento do cancro. Estes incluem a escolha do tratamento ideal, um prognóstico exato para o doente e a sua família e uma estratificação precisa dos doentes para estudos clínicos e avaliações de qualidade. Além disso, o conhecimento dos locais das lesões no momento do diagnóstico permite um novo estadiamento preciso no final do tratamento e o registo da remissão completa. O estadiamento anatómico do linfoma não Hodgkin pode ser obtido através da anamnese, do exame físico, de exames laboratoriais e de técnicas de imagiologia, bem como da confirmação final de uma lesão específica por biópsia.

Um estadiamento clínico adequado inclui uma história e um exame físico cuidadosos, imagiologia adequada do tórax, abdómen e pélvis, química do sangue, hemograma completo e biopsia da medula óssea. O estadiamento básico e o exame de um doente com linfoma não-Hodgkin incluem todas estas investigações, com imagens normalmente obtidas por tomografia computorizada (TC), ressonância magnética (RM) e tomografia por emissão de positrões (PET), que expandiram as opções de imagiologia para o linfoma não-Hodgkin (8) (66)

A classificação de Lugano é o atual sistema de estadiamento para doentes com LNH. A classificação de Lugano baseia-se no sistema de estadiamento de Ann Arbor, originalmente desenvolvido em 1974 para o linfoma de Hodgkin e modificado em 1988.

Este sistema de estadiamento centra-se no número de focos tumorais (nodais e extranodais) e na sua localização.

Encenação em Ann Arbor :

De acordo com o sistema de estadiamento de Ann-Arbor, os doentes são classificados em quatro estádios, dependendo da localização da doença: focos múltiplos em ambos os lados do diafragma, doença linfática em ambos os lados do diafragma e doença extranodal extensa (tabela 2).

As recomendações actuais da American Joint Commission on Cancer para o estadiamento do linfoma não-Hodgkin estão publicadas no Cancer Staging Manual, Sixth Edition, uma vez que o sistema de Ann-Arbor não divide certos tipos de linfoma não-Hodgkin de uma forma clinicamente relevante e se reconhece que outros factores são importantes para prever o resultado do tratamento. (40) (31)

QUADRO 2: Classificação de Ann-Arbor e modificações de Cotswold

Local de filmagem	Caraterísticas
I	Envolvimento de uma área de um gânglio linfático ou de uma estrutura linfática (por exemplo, baço, timo)
II	Envolvimento de dois ou mais gânglios linfáticos de um lado do diafragma
III	Envolvimento de áreas ou estruturas linfáticas em ambos os lados do diafragma
IV	Participação de organizações extranodais fora da zona designada E
Para todos os níveis	
A	Sem sintomas.
B	Febre (38oC), sudação profusa, perda de peso (10% do peso corporal em 6 meses)
Para os níveis I a III	
E	Atingir um local extranodal adjacente ou mais próximo de um local nodal conhecido
Alterações à Cotswold	

De acordo com a definição da reunião de Cotswold, a doença mediastinal maciça está presente quando a relação entre o diâmetro transversal máximo do tórax e o diâmetro transversal interno da caixa torácica, medido ao nível do disco T5/6 na radiografia do tórax, é superior ou igual a 33%. O estádio III pode ser subdividido em : III1 - com presença ou ausência de nódulos plenários, hilares, celíacos ou portais; III2 - com nódulos para-aórticos, ilíacos, mesentéricos. O estadiamento deve ser definido como estádio clínico (EC) ou estádio patológico (EP). Pode ser introduzida uma nova categoria de resposta ao tratamento, a remissão completa (RC) não confirmada/certa, devido à persistência de anomalias radiológicas de significado incerto.

Classificação de Lugano :

Local de filmagem	Integração	Estado extranodal (E)
Limitada		
I	Um único nó ou um grupo de nós adjacentes	Lesões extranodais isoladas sem envolvimento dos gânglios linfáticos
II	Dois ou mais grupos de gânglios linfáticos no mesmo lado do diafragma	Presença de nódulos de estádio I ou II com envolvimento extranodal contíguo limitado
II incómodo	II, como descrito acima, com uma doença "volumosa".	Não aplicável
Alargado		
III	Nódulos em ambos os lados do diafragma; nódulos acima do diafragma envolvendo o baço	Não aplicável
IV	Lesões extra-linfáticas não contínuas adicionais	Não aplicável

Classificação da OMS do linfoma não-Hodgkin (subclassificação de acordo com a agressividade clínica) :

- Indolente - O tempo de sobrevivência das neoplasias linfáticas indolentes não tratadas é geralmente medido em anos. Os linfomas imaturos representam 35-40% dos linfomas não-Hodgkin (LNH). Os subtipos histológicos mais comuns incluem o linfoma folicular, a leucemia linfocítica crónica/linfoma linfocítico pequeno, alguns casos de linfoma das células do manto, o linfoma da zona marginal, o linfoma linfoplasmocítico, a micose fungóide e o linfoma da zona marginal do baço.

- Agressivo - O tempo de sobrevivência das neoplasias linfáticas agressivas não tratadas é geralmente medido em meses. Cerca de metade de todos os LNH são agressivos. Os subtipos mais comuns são o linfoma difuso de grandes células B, o linfoma periférico de células T e o linfoma anaplásico de grandes células B. Os linfomas de grandes células B são os mais comuns.
- Altamente agressiva - A taxa de sobrevivência da neoplasia linfoide altamente agressiva não tratada é medida em semanas. Os linfomas altamente agressivos constituem um grupo de cerca de 5 por cento dos LNH. Todas estas doenças são raras. Os linfomas altamente agressivos podem desenvolver-se a partir de células B ou de células T. (60) (35) (24) (18)

Índice de prognóstico internacional para o linfoma não Hodgkin :

Atualmente, o primeiro passo na avaliação de um doente com linfoma não Hodgkin deve ser a classificação do tumor de acordo com a classificação da Organização Mundial de Saúde. Isto deve incluir a imunofenotipagem e pode exigir citogenética, hibridação in situ por fluorescência (FISH), estudos de rearranjo do gene do recetor do antigénio e outras investigações.

O sistema de classificação de Ann-Arbor não fornece informação prognóstica suficiente para muitos subtipos de linfoma não-Hodgkin e está longe de ser o ideal para as decisões de tratamento.

O Índice Internacional de Prognóstico para o Linfoma Não-Hodgkin foi publicado em 1993. Foi o resultado de uma colaboração internacional que envolveu mais de 2.000 doentes com linfoma não-Hodgkin agressivo, pelo que o índice é útil e amplamente utilizado para todos os tipos de linfoma não-Hodgkin.

Os resultados do estudo internacional sobre o índice de prognóstico mostraram que cinco factores tinham aproximadamente o mesmo peso na previsão do resultado do tratamento (tabela 3). (52) (51)

Estas incluíam a idade superior ou inferior a 60 anos, os estádios I e II de Ann Arbor versus os estádios III ou IV, a ausência ou presença de um ou dois ou mais locais de lesões linfomatosas extranodais e o estado de desempenho de acordo com o Eastern Cooperative Oncology Group (tabela 4). (52) (51)

QUADRO 3: Índice de previsões internacionais

Factores de prognóstico
Idade > 60 anos
Estado de desempenho >2
Lactato desidrogenase 1 x normal
Zonas extranodais >2
Estadio III ou IV
Categoria de risco (factores)
Baixo (0 ou 1)
Nível médio inferior (2)
Nível médio (3)
Elevado (4 ou 5)

TABELA 4: Estado de desempenho de acordo com o Eastern Cooperative Oncology Group

Classe	Descrição
0	Totalmente ativo, capaz de realizar todas as actividades realizadas antes da doença sem restrições.
1	Atividade física limitada, mas pode movimentar-se e fazer trabalho ligeiro ou sedentário (por exemplo, tarefas domésticas ligeiras, trabalho de escritório).
2	Pode andar, é capaz de cuidar de si próprio, mas não pode trabalhar. Mais de 5% do tempo acordado sobre as pernas.
3	Têm capacidades limitadas de auto-cuidado e estão confinados a uma cama ou cadeira durante mais de 50% das suas horas de vigília.
4	Totalmente incapacitado. Incapaz de cuidar de si próprio. Completamente confinado a uma cama ou cadeira.
5	Os mortos

Tipos de linfoma não Hodgkin :

De acordo com o sistema de classificação da Organização Mundial de Saúde (OMS), existem vários tipos de linfoma não-Hodgkin (LNH). O sistema da OMS agrupa os linfomas de acordo com as seguintes caraterísticas

- O tipo de linfócito que causa o linfoma.
- Qual o aspeto de um linfoma ao microscópio.
- Caraterísticas cromossómicas das células de linfoma.

- A presença de determinadas proteínas na superfície celular.

Os tipos mais comuns de linfoma estão listados abaixo, de acordo com o facto de surgirem nos linfócitos B (células B) ou nos linfócitos T (células T).

Linfomas de células T :

Os linfomas de células T representam menos de 15% dos linfomas não-Hodgkin nos Estados Unidos. Existem muitos tipos de linfoma de células T, mas todos eles são bastante raros.

- **Precursor do linfoma T/leucemia :**

Esta doença representa cerca de 1% de todos os linfomas. As células cancerígenas são formas muito precoces de linfócitos T, que começam frequentemente no timo e podem evoluir para um grande tumor no mediastino. Este linfoma ocorre mais frequentemente em adolescentes ou adultos jovens, sendo os homens mais frequentemente afectados do que as mulheres.

Este linfoma desenvolve-se rapidamente, mas se ainda não se tiver espalhado para a medula óssea na altura do diagnóstico, as hipóteses de cura são bastante elevadas com a quimioterapia. (52) (19)

O linfoma é frequentemente tratado da mesma forma que a leucemia.

- **Linfomas periféricos de células T :**

Estes tipos raros de linfoma desenvolvem-se a partir de formas mais maduras de linfócitos T. Os linfócitos T são células que se multiplicam no sangue.

> Linfomas cutâneos de células T (micose fungóide, síndrome de Sézary e outros):

Estes linfomas desenvolvem-se na pele. Os linfomas cutâneos representam cerca de 5% de todos os linfomas. São descritos na secção "Linfomas cutâneos".

> Leucemia/linfoma de células T do adulto :

Este linfoma é causado pela infeção com o vírus HTLV-1. É raro nos Estados Unidos e muito mais comum no Japão, nas Caraíbas e em partes de África, onde a infeção pelo HTLV-1 é mais comum. Pode afetar a medula óssea, os gânglios linfáticos, o baço, o fígado, a pele e outros órgãos. Existem quatro subtipos:

- O subtipo de combustão lenta desenvolve-se geralmente de forma lenta e tem um bom prognóstico.
- O subtipo crónico também cresce lentamente e tem um bom prognóstico.
- O subtipo agudo é o mais comum. Desenvolve-se rapidamente, tal como a leucemia aguda, pelo que requer tratamento imediato.
- Este subtipo de linfoma desenvolve-se mais rapidamente do que os tipos crónico e latente, mas não tão rapidamente como o tipo agudo.

> Linfoma angioimunoblástico de células T :

Este linfoma representa cerca de 4% de todos os linfomas. É mais frequente nos idosos. Afecta normalmente os gânglios linfáticos e o baço ou o fígado, que podem estar aumentados de tamanho. As pessoas com este linfoma têm geralmente febre, perda de peso, erupções cutâneas e desenvolvem frequentemente infecções. O linfoma progride frequentemente de forma rápida. O tratamento é muitas vezes eficaz no início, mas o linfoma tende a recidivar (recaída).

> Linfoma natural killer de células T extranodal nasal:

Esta forma rara afecta frequentemente o trato respiratório superior, como o nariz e a faringe superior, mas também pode afetar a pele, o trato digestivo e outros órgãos. É muito mais comum em zonas da Ásia e da América do Sul. As células deste linfoma assemelham-se, em certa medida, às células assassinas naturais (NK), outro tipo de linfócitos.

> Linfoma intestinal de células T associado a enteropatia (EATL) :

O EATL é um linfoma que ocorre na mucosa intestinal. Este linfoma ocorre mais frequentemente no intestino delgado, mas também pode ocorrer no intestino grosso. Os sintomas podem incluir dor abdominal intensa, náuseas e vómitos.

Existem dois subtipos deste linfoma:

O EATL tipo I ocorre em algumas pessoas com doença celíaca (também conhecida como enteropatia sensível ao glúten). A doença celíaca é uma doença autoimune em que o consumo de glúten, uma proteína encontrada principalmente no trigo e na cevada, faz com que o sistema imunitário ataque o revestimento intestinal e outras partes do corpo. O EATL tipo I raramente ocorre em pessoas que tiveram doença celíaca desde a infância e é mais frequentemente diagnosticado em adultos mais velhos. Este linfoma é mais comum em homens do que em mulheres.

-O EATL de tipo II não está associado à doença celíaca e é menos frequente do que o de tipo I. O EATL de tipo II é mais frequente do que o de tipo II.

> linfoma anaplásico de grandes células (ALCL) :

Cerca de 2% dos linfomas são deste tipo. Ocorre mais frequentemente em jovens (incluindo crianças), mas também pode afetar os idosos. Este tipo de linfoma tende a desenvolver-se rapidamente, mas muitas pessoas com ALCL podem ser curadas. Existem diferentes formas de ALCL:

- O ALCL cutâneo primário afecta apenas a pele.
- O ALCL sistémico pode afetar os gânglios linfáticos e outros órgãos, incluindo a pele. O ALCL sistémico divide-se em 2 tipos, dependendo do facto de as células do linfoma apresentarem ou não alterações no gene ALK. O ALCL ALK-positivo é mais comum em jovens e tem um melhor prognóstico do que o tipo ALK-negativo.
- O ALCL de implantes mamários é uma forma rara de ALCL que se pode desenvolver nos seios de mulheres que receberam implantes. É mais provável que ocorra quando a superfície dos implantes é texturada (em vez de lisa).

> Linfoma periférico de células T não especificado (PTCL, NOS) :

Este é o nome dado aos linfomas de células T que não podem ser classificados em nenhum dos grupos anteriores. A maioria das pessoas diagnosticadas com estes linfomas encontra-se na casa dos sessenta anos. Estes linfomas afectam frequentemente os gânglios linfáticos, mas também podem envolver a pele, a medula óssea, o baço, o fígado e o sistema digestivo. Como grupo, estes linfomas tendem a ser generalizados e a desenvolver-se rapidamente. Alguns doentes respondem bem à quimioterapia, mas com o tempo estes linfomas tornam-se cada vez mais difíceis de tratar.

Linfomas de células B :

Os linfomas de células B representam a maioria (cerca de 85%) dos casos de LNH nos Estados Unidos (19) (52).

> Linfoma difuso de grandes células B (DLBCL) :

É a forma mais comum de LNH nos Estados Unidos e representa cerca de 1 em cada 3 linfomas.

As células do linfoma parecem bastante grandes ao microscópio.

O DLBCL pode afetar pessoas de todas as idades, mas normalmente ocorre nos idosos. (Normalmente, começa como uma massa de crescimento rápido num gânglio linfático profundo no corpo, por exemplo no peito ou no abdómen, ou num gânglio linfático que pode ser sentido, por exemplo no pescoço ou na axila. Também pode aparecer noutras áreas, como nos intestinos, nos ossos ou mesmo no cérebro ou na espinal medula, e muitas vezes responde bem ao tratamento. Em geral, cerca de 3 em cada 4 pessoas não apresentam sinais da doença após o primeiro tratamento, e muitas ficam curadas.

O linfoma primário de células B do mediastino é um subtipo comum de DLBCL. Este tipo de linfoma ocorre geralmente em mulheres jovens. Começa no mediastino (a área no meio do tórax atrás do esterno). Pode tornar-se muito grande e causar problemas respiratórios, uma vez que muitas vezes pressiona a traqueia que conduz aos pulmões. Pode também bloquear a veia cava superior (uma veia grande que leva o sangue dos braços e da cabeça para o coração), provocando o inchaço dos braços e da face. É um linfoma de crescimento rápido, mas geralmente responde bem ao tratamento.

Existem vários outros subtipos de DLBCL, mas são raros.

> Linfoma folicular :

Cerca de 1 em cada 5 linfomas nos Estados Unidos é um linfoma folicular. É geralmente um linfoma de crescimento lento (indolente), embora alguns linfomas foliculares possam desenvolver-se rapidamente.

Raramente aparece em pessoas jovens; a idade média das pessoas com este linfoma é de cerca de 60 anos. Este linfoma ocorre geralmente em numerosos

gânglios linfáticos por todo o corpo, bem como na medula óssea.
Os linfomas foliculares respondem frequentemente bem ao tratamento, que pode, no entanto, ser adiado até que o linfoma comece a causar problemas. Com o tempo, alguns linfomas foliculares transformam-se em linfomas difusos de grandes células B de crescimento rápido, porque são difíceis de tratar.

> Leucemia linfocítica crónica (LLC) / linfoma linfocítico pequeno (LLL) :

A LLC e a LLA são doenças estreitamente relacionadas. Tanto a LLC como a LLC têm o mesmo tipo de células cancerígenas (chamadas pequenos linfócitos). A única diferença é a localização das células cancerígenas. Na LLC, a maioria das células cancerosas encontra-se no sangue e na medula óssea. Na LLC, as células cancerosas encontram-se principalmente nos gânglios linfáticos e no baço.
Tanto a LLC como a LLA são geralmente doenças de crescimento lento (indolentes), embora a LLA, que é muito mais comum, se desenvolva mais lentamente. O tratamento da LLC e da LLC é o mesmo. Geralmente, não podem ser curadas com os tratamentos habituais, mas muitas pessoas podem viver com elas durante longos períodos (mesmo décadas). Por vezes, com o tempo, podem evoluir para um tipo de linfoma mais agressivo (de crescimento rápido).

> Linfoma de células do manto (LCM) :

Cerca de 5% dos linfomas são linfomas das células do manto. Os linfomas das células do manto são muito mais comuns nos homens do que nas mulheres e ocorrem mais frequentemente em pessoas com mais de 60 anos. Quando o linfoma de células do manto é diagnosticado, geralmente espalha-se para os gânglios linfáticos, para a medula óssea e, frequentemente, para o baço.
O tratamento do LCM pode ser complicado. Desenvolve-se mais rapidamente do que os linfomas indolentes (de crescimento lento), mas geralmente não responde tão bem ao tratamento como os linfomas agressivos (de crescimento rápido).

- Linfoma de Burkitt :

Este linfoma de crescimento rápido representa 1 a 2% de todos os linfomas. Raramente ocorre em adultos, mas mais frequentemente em crianças. É também muito mais frequente nos homens do que nas mulheres.

As células do linfoma de Burkitt são de tamanho médio. Um tipo semelhante de linfoma, o linfoma de Burkitt, tem células ligeiramente maiores. Como estes linfomas são difíceis de distinguir, são agrupados na classificação da OMS.

Existem diferentes formas deste linfoma em diferentes partes do mundo:

A variante africana (ou endémica) do linfoma de Burkitt começa frequentemente como um tumor da mandíbula ou de outros ossos da face. Está frequentemente associado a uma infeção pelo vírus Epstein-Barr (EBV, que também pode causar mononucleose infecciosa). Esta forma de linfoma de Burkitt é rara nos Estados Unidos.

O linfoma, tal como ocorre mais frequentemente nos Estados Unidos, começa normalmente no abdómen, onde forma um grande tumor. Também pode começar nos ovários, testículos ou noutros órgãos e espalhar-se para o cérebro e para o LCR. Normalmente, não está associado à infeção por EBV.

O linfoma de Burkitt desenvolve-se muito rapidamente, pelo que tem de ser tratado imediatamente. No entanto, mais de metade dos doentes podem ser curados com quimioterapia intensiva.

- Linfoma linfoplasmocitário (macroglobulinemia de Waldenström) :

Este linfoma de crescimento lento é invulgar e representa apenas 1 a 2% de todos os linfomas. As células do linfoma são pequenas e encontram-se principalmente na medula óssea, nos gânglios linfáticos e no baço.

- Leucemia de células pilosas :

A leucemia de células pilosas (LCP) é por vezes considerada um tipo de linfoma. Trata-se de uma doença rara - nos Estados Unidos, é diagnosticada em cerca de 700 pessoas por ano. Os homens têm muito mais probabilidades de desenvolver HCL do que as mulheres, e a idade média de diagnóstico é de cerca de 50 anos.

Estas células são pequenos linfócitos B com protuberâncias que lhes dão um aspeto "peludo". Encontram-se normalmente na medula óssea e no baço, bem como no sangue.
A leucemia de células pilosas desenvolve-se lentamente e algumas pessoas podem nunca precisar de tratamento. Um baço aumentado ou uma contagem baixa de células sanguíneas (devido à infiltração de células cancerosas na medula óssea) são razões comuns para iniciar o tratamento. Se for necessário tratamento, este é geralmente muito eficaz.

> linfomas primários do sistema nervoso central (SNC) :

Este linfoma afecta o cérebro ou a espinal medula (sistema nervoso central, SNC). Por vezes, o linfoma também se encontra nos tecidos que rodeiam a medula espinal ou os olhos. Com o tempo, o linfoma tende a espalhar-se amplamente pelo sistema nervoso central.
Os linfomas primários do SNC são geralmente raros, mas são mais comuns nos idosos e em pessoas com problemas no sistema imunitário, por exemplo, após transplantes de órgãos ou SIDA. A maioria das pessoas sofre de dores de cabeça e confusão. Podem também ter visão turva, fraqueza ou perda de sensibilidade na face, braços ou pernas e, em alguns casos, convulsões.
No passado, o prognóstico dos doentes com linfoma primário do SNC não era tão bom como o de muitos outros linfomas, mas isto deve-se, pelo menos em parte, ao facto de as pessoas com linfoma do SNC serem geralmente mais velhas ou terem outras doenças graves.
problemas de saúde. No entanto, algumas pessoas lidam bem com o tratamento.

> Linfomas da zona marginal :

Os linfomas da zona marginal representam 5-10% dos linfomas. São geralmente de crescimento lento (indolentes). As células destes linfomas parecem pequenas ao microscópio. Existem três tipos principais de linfoma da zona marginal:

S Linfoma nodular de células B da zona marginal :

Trata-se de uma doença rara que afecta sobretudo mulheres idosas. Geralmente começa e permanece nos gânglios linfáticos e raramente na medula óssea. Este linfoma desenvolve-se normalmente de forma lenta (embora não tão lenta como o linfoma MALT) e é frequentemente curável se for detectado precocemente.

S Linfoma de células B da zona marginal do baço :
Trata-se de um linfoma raro. Na maior parte das vezes, o linfoma encontra-se apenas no baço e na medula óssea.
Esta doença ocorre com mais frequência em homens idosos e causa frequentemente fadiga e mal-estar devido a um aumento do tamanho do baço. Como a doença se desenvolve lentamente, pode não ser tratada até que os sintomas se tornem incómodos. Este tipo de linfoma está associado à infeção pelo vírus da hepatite C. Também pode ser causado por uma infeção pelo vírus da tuberculose.

J Linfoma extranodal B da zona marginal :
Também conhecido como linfoma MALT (tecido linfoide associado à mucosa). Esta é a forma mais comum de linfoma marginal. Não tem início nos gânglios linfáticos (extranodal), mas noutros locais. Este linfoma progride geralmente de forma lenta e é frequentemente curável se for detectado precocemente.
Vamos agora falar mais sobre o linfoma de células B da zona marginal extranodal, porque também está associado a infecções por bactérias ou vírus comuns e muitos novos casos raros foram publicados recentemente.

Doenças linfoproliferativas do intestino delgado :

Embora o intestino delgado seja o segmento mais longo do trato gastrointestinal, os tumores do intestino delgado representam apenas cerca de 2% de todas as neoplasias malignas do trato gastrointestinal. No entanto, os linfomas representam 30-50% de todos os tumores malignos neste segmento, e as neoplasias epiteliais e mesenquimatosas são ainda mais raras.
Nos países ocidentais, os linfomas do intestino delgado representam 10 a 12% de todos os linfomas extranodais e 5 a 30% de todos os linfomas digestivos(2). No Médio Oriente, representam cerca de 50% de todos os linfomas extra-nodais, em grande parte devido à elevada prevalência de PIDT nesta região. No intestino

delgado, os linfomas estão presentes em todo o intestino delgado (duodeno 11%, jejuno 9%, íleo e cólon ileocefálico 80%). A maioria eram linfomas de células B (85%) e, em menor grau, linfomas de células T (15%). Das neoplasias de células B, aproximadamente 69% são DLBCL e 18% são linfomas da zona marginal MA LT. A natureza dos DLBCL continua a ser controversa, embora muitos acreditem que também se desenvolvem a partir de LT MA. De acordo com a nova classificação da OMS, o IPSID é considerado um subtipo de linfoma MALT por direito próprio.

Hiperplasia linfoide benigna :

considerações clínicas :

A hiperplasia linfoide ocorre em praticamente todas as partes do trato gastrointestinal, mas geralmente não é clinicamente significativa. (58) (2)

A maioria dos casos são focais ou difusos e podem ser atribuídos a uma de três variantes na linha curta do celoma

Grupos de patologia clínica :

1. Hiperplasia linfoide focal do intestino delgado.
2. Hiperplasia linfoide focal do íleo terminal e do apêndice.
3. Hiperplasia linfoide nodular difusa (DLHNH).

É importante estar ciente das diferentes formas de hiperplasia linfoide gastrointestinal, especialmente para as distinguir do linfoma maligno gastrointestinal.

A hiperplasia linfoide pode também ser um componente secundário de certas doenças, como a doença de Crohn, e é por vezes difícil de diagnosticar.

Na hiperplasia linfoide primária, a proliferação do tecido linfático é a caraterística patológica predominante ou única que conduz a alterações topográficas e estruturais.

Considerações de diagnóstico :

Os agrupamentos normais de gânglios linfáticos no intestino liso são designados por pontos de Peyer.

Encontram-se mais frequentemente no íleo distal, no bordo anti-mesentérico do intestino, e medem até 4 cm de comprimento. O tecido linfático da cavidade ileo-caecal é único, pois está disposto circunferencialmente.

Resultados microscópicos :

> **Hiperplasia linfoide focal :**

A hiperplasia linfoide focal pode ocorrer em todo o intestino delgado, desde o duodeno até ao íleo terminal.

Parece haver dois grupos clínico-patológicos diferentes:

S Hiperplasia linfoide focal do íleo terminal :

Os doentes com hiperplasia linfoide do íleo terminal (Figura 1) são geralmente crianças ou adultos jovens, embora a lesão também possa ocorrer em doentes mais velhos. Um grau ligeiro de hiperplasia linfoide é uma variante normal em crianças pré-púberes, mas uma hiperplasia excessiva pode levar a sintomas. (32) (7) (16) (57)

Os doentes são geralmente admitidos com intussusceção ileocecal ou com uma síndrome clínica semelhante à apendicite aguda.

Ao exame macroscópico, a mucosa do íleo terminal está espessada e pode ter um aspeto de pedra de calçada (Figura 1A). Em doentes com intussusceção, foi descrita uma lesão mais semelhante a uma massa, resultante de hiperplasia do tecido linfático e, por vezes, com um aspeto papilar. No exame histológico, o tecido linfático hiperplásico está confinado à mucosa e à camada submucosa e contém numerosos folículos com centros germinativos bem marcados (Figura 1-B).

A maioria dos doentes com hiperplasia linfoide do reto que desenvolvem intussusceção ileocecal não tem uma lesão ileocecal maciça devido à hiperplasia linfoide. Estes doentes têm frequentemente um menor grau de hiperplasia linfática e a distribuição circunferencial estratégica do tecido linfático na depressão ileocecal pode ser importante para o desenvolvimento da intussusceção. O isolamento de diferentes estirpes de adenovírus de doentes com intussusceção ileocecal e a deteção incidental de adenovírus no tecido da intussusceção sugerem que, pelo menos em alguns casos, a hiperplasia linfática ileocecal pode ser o resultado de uma infeção.

J Hiperplasia linfoide focal do intestino delgado proximal (excluindo o íleo terminal) :

Esta situação é extremamente rara e apenas alguns casos aceitáveis estão descritos na literatura.

O infiltrado linfático pode envolver apenas a mucosa e a submucosa ou, mais raramente, toda a parede intestinal. Esta lesão pode ser distinguida de um linfoma por um infiltrado linfático citologicamente inócuo e pela presença de folículos com centros germinativos em toda a lesão.

Os doentes com estas lesões apresentam geralmente sintomas de obstrução intestinal.

> **Hiperplasia linfoide nodular difusa :**

Os NLD caracterizam-se por numerosos nódulos linfáticos pequenos e discretos que cobrem diferentes segmentos do intestino delgado, do intestino grosso ou de ambos os intestinos. Os NLH podem ser divididos em dois grupos clínico-patológicos principais:

HLH com hipogamaglobulinemia adquirida e HLH

sem ele.

> **Hiperplasia linfoide nodular com hipogamaglobulinemia** :

Em 1976, Hermans et al (4) demonstraram a ligação entre a HNL e a hipogamaglobulinémia.

Numa publicação posterior deste grupo, tornou-se claro que poucos doentes com hipogamaglobulinemia de início tardio tinham NLH(5).

A hipogamaglobulinémia de início tardio ocorre mais frequentemente entre a segunda e a quinta década de vida. Imunoglobulina

As concentrações de IgG estão reduzidas em todos os doentes; as concentrações séricas de IgA e IgA estão normais, reduzidas ou ausentes.

IgM em diferentes combinações. As infecções sinopulmonares recorrentes são a manifestação mais frequente.

Cerca de dois terços dos doentes da série de Hermans e colegas (4) apresentavam diarreia, por vezes acompanhada de esteatorreia. No exame patológico, a mucosa está repleta de nódulos sésseis ou polipóides com até 5 mm de diâmetro. Os nódulos consistem em um ou mais nódulos linfóides hiperplásicos com centros germinais pronunciados e estão confinados à amina própria e à submucosa superficial. (44)

Se estes nódulos forem grandes, podem levar à esclerose das vilosidades sobrejacentes, mas não há ulceração da mucosa.

As vilosidades intestinais intermédias (a mucosa entre os gânglios linfáticos)

podem ser rombas e atrofiadas, particularmente em casos de giardíase ou de crescimento bacteriano excessivo. A camada mucosa apresenta geralmente plasmócitos reduzidos ou ausentes, nomeadamente os que segregam IgA, mas o aspeto pode ser normal devido à presença de outros plasmócitos secretores. Com base nos achados imunológicos, os investigadores especulam que a hiperplasia linfática observada nestes doentes é uma proliferação compensatória de linfócitos que não são capazes de sofrer uma maturação completa em células secretoras de imunoglobulina.

Para além de uma tendência para infecções bacterianas sinopulmonares e perturbações gastrointestinais, os doentes com hipogamaglobulinemia tardia podem desenvolver uma série de outras doenças, incluindo anemia perniciosa, colelitíase, tirotoxicose, mixedema, várias lesões cutâneas, artrite, queratoconjuntivite, esplenomegalia e sarcoidose. Mas o fator mais importante é o aumento do risco de tumores malignos.

Vinte e quatro por cento (20%) dos doentes da série de He rmans e colegas (4) desenvolveram neoplasias, mais frequentemente carcinomas gastrointestinais. Dois doentes desenvolveram linfomas, um dos quais com origem no trato gastrointestinal.

> **Hiperplasia linfoide nodular sem hipogamaglobulinemia** :

A HNL intestinal ocorre na ausência de hipogamaglobulinémia e é muito mais frequente do que a HNL associada à hipogamaglobulinémia de início tardio. Robinso n e colegas (6) encontraram 30 casos de NLH num estudo de 100 autópsias consecutivas. Estes doentes morreram de várias causas e nenhum apresentava sintomas gastrointestinais, giardíase ou hipogamaglobulinémia.

Os locais das lesões apresentavam-se visualmente como nódulos viscosos com um diâmetro de até 0,4 cm.

Robinson e colegas(6) utilizaram o termo *"Enterocolite li mphofollicularis"* para descrever esta lesão.

Os nódulos mucosos da HNL sem hipogamaglobulinemia são histologicamente semelhantes aos da HNL com hipogamaglobulinemia, exceto que a placa provisória contém um número normal de células plasmáticas.

Os nódulos na HLH sem hipogamaglobulinemia representam provavelmente uma hiperplasia de folículos linfóides individuais normalmente presentes no trato gastrointestinal. Os folículos linfóides individuais estão certamente presentes em número suficiente no intestino normal (-1500 no intestino delgado) para causar os sinais radiológicos e macroscópicos caraterísticos da HLH.

Imunohistoquímica :

O perfil imunohistoquímico destas lesões revela uma proliferação policlonal, sem k ou X lúmen.

restrição da cadeia. A maioria destas células em proliferação são células B ou plasmáticas, que são identificadas por marcadores de células B (CD19, CD20).

Biologia molecular :

Não foram observados rearranjos clonais de células B e T nestas lesões.

Diagnóstico diferencial :

O LNH deve ser distinguido dos linfomas nodulares e da polipose linfoide múltipla. No LNH, os nódulos são pequenos, geralmente confinados à lâmina própria e contêm centros germinais pronunciados.

Linfoma maligno :

Linfoma extranodal de células B da zona marginal ou do tecido linfático associado à mucosa (linfoma MALT):

Introdução :

Os linfomas da zona marginal (LMZ) são um grupo de linfomas que se desenvolvem a partir de linfócitos B na "zona marginal", ou seja, na parte exterior dos folículos linfáticos secundários. Este compartimento anatómico está mais desenvolvido em órgãos linfáticos que estão constantemente expostos a um grande fluxo de antigénios externos, particularmente no tecido linfático associado à mucosa (MALT), no baço e nos gânglios linfáticos mesentéricos. As células B do MOH actuam como linfócitos inatos, desencadeando uma resposta rápida de anticorpos contra antigénios dependentes e independentes das células T.

No que diz respeito aos linfomas gastrointestinais, existem diferenças geográficas. Por exemplo, no Médio Oriente e na África do Sul, a incidência de linfoma intestinal de células B é relativamente elevada (cerca de -35%) devido à elevada prevalência de ITPID. Nos Estados Unidos e na Europa, a doença celíaca é uma causa frequente de linfoma de células T (52).

O linfoma MALT é o tipo mais comum de MALT, representando 5-8% de todos os linfomas de células B. Foi descrito em praticamente todos os tecidos, frequentemente em órgãos que normalmente não têm centros germinais. Desenvolvem-se a partir de populações linfóides induzidas por inflamação crónica em áreas extranodais.

Caraterísticas clínicas :

Os linfomas da zona marginal do intestino representam 3% de todos os linfomas gastrointestinais primários, e o linfoma MALT da zona marginal (linfoma MALT) é o subtipo indolente mais comum de todos os linfomas não-Hodgkin.

O órgão mais frequentemente afetado é o trato gastrointestinal, em particular o estômago (taxa de incidência=3,8), onde o linfoma MALT tem sido indiscutivelmente associado à gastrite crónica causada pela Helicobacter pylori, embora tenha sido demonstrada uma possível ligação etiológica entre outros microrganismos e o linfoma MALT noutros locais anatómicos, por exemplo, no intestino delgado com Campylobacter jejuni e Eye\adnexa (IR=1,4), nos pulmões, na pele, nas glândulas salivares (IR=0,9) e no fígado. no intestino delgado com Campylobacter jejuni e Eye\adnexa (IR=1,4), nos pulmões, na pele, nas glândulas salivares (IR=0,9-1) e noutros locais raros, como o duodeno, tal como descrito num relatório de caso publicado no British Journal of Medicine and Medical Research intitulado "A rare case report of duodenal Marginal Zone B-cell Lymphoma related to immunoproliferative small intestinal disease and associated lymphoma (IPSID)". (52)

Os doentes são geralmente idosos, embora também possam ser afectados pessoas mais jovens e, em casos raros, adolescentes.

A proporção de machos e fêmeas varia de uma série para outra: em algumas, predominam os machos(2,4), noutras, as fêmeas(5), e noutras, o número de machos e fêmeas é igual(3).

Na maior parte das vezes, os doentes procuram-nos com dores abdominais. Podem também ter

hemorragias ou alterações dos hábitos intestinais, uma minoria de diarreias e um pequeno número de sintomas constitucionais(4,6).

Caraterísticas patológicas :

Os linfomas podem localizar-se em qualquer parte do intestino delgado ou do cólon(3,4), mas a região ileocecal e o reto são os mais frequentemente afectados(7,4,5,6).

Em cerca de 15% dos casos, o linfoma da zona marginal afecta o intestino de forma multifocal ou difusa (4,5).

O exame macroscópico ou endoscópico revela massas ou pólipos elevados, por vezes acompanhados de ulcerações (2,8,9).

Em casos raros, os linfomas têm o aspeto de múltiplos focos pequenos, ligeiramente elevados, com erosão e eritema,(10,11) como no linfoma da zona marginal do estômago.

Na maioria dos casos, o linfoma é invasivo transmural,(2) embora nalguns casos seja encontrado quando é apenas invasivo superficial(8,5).

Numa série, a invasão apenas da camada submucosa foi observada em cerca de metade dos casos(5). Em alguns casos, o linfoma tem o aspeto de polipose linfática múltipla(12).

As caraterísticas histológicas e imunofenotípicas do linfoma da zona marginal intestinal são semelhantes às do estômago (Figura 2),(13,2,14) embora as lesões linfoepiteliais só estejam presentes numa minoria dos casos(6).

As alterações citogenéticas são consistentes com as observadas no linfoma da zona marginal gástrica, embora os resultados variem um pouco entre as séries.

A translocação t(11;18) [API2/MALT1], que pode ocorrer no linfoma da zona marginal gástrica, está presente em aproximadamente 19% dos casos de linfoma da zona marginal do intestino como um todo (15,16,3,5,6), com uma variação de 12% a 41%. Foi relatado que os linfomas com t(11;18) formam tumores maiores e estão associados a doença mais avançada(5).

Os linfomas com envolvimento intestinal secundário (que normalmente se propagam a partir de um linfoma gástrico primário) têm uma frequência ainda mais elevada de t(11;18), consistente com a tendência para esta translocação estar associada a doença mais avançada(3).

A translocação t(1;14) [BCL10/IGH] é rara ou ausente nos linfomas intestinais da zona marginal(16,3).

A translocação t(14;18) [IGH/MALT1] não foi identificada (16), embora tenham sido efectuados testes num número limitado de casos para a detetar.

A trissomia 3 e a trissomia 18 ocorrem com alguma frequência nos linfomas intestinais da zona marginal(16,3).

Figura 2: Linfoma na zona marginal do intestino delgado.

A: Uma secção completa do intestino mostra a invasão transmural do linfoma com envolvimento extenso da gordura mesentérica.

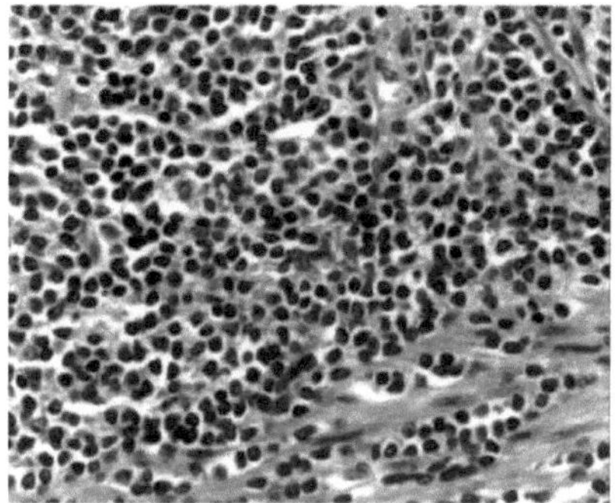

B: Um infiltrado linfático denso e difuso preenche a mucosa e uma pequena área da submucosa nesta imagem; é visível um pequeno folículo reativo entre as células da zona marginal (setas).

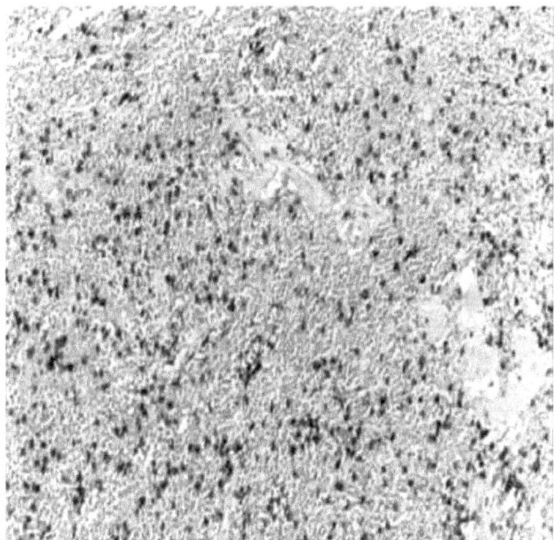

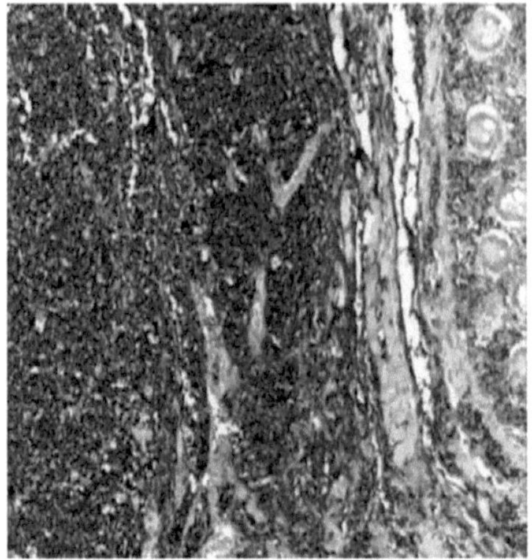

C: A imagem de alta resolução mostra uma população monótona de pequenas células linfóides com núcleos ovais, cromatina lisa e nucléolos esparsos.

D: 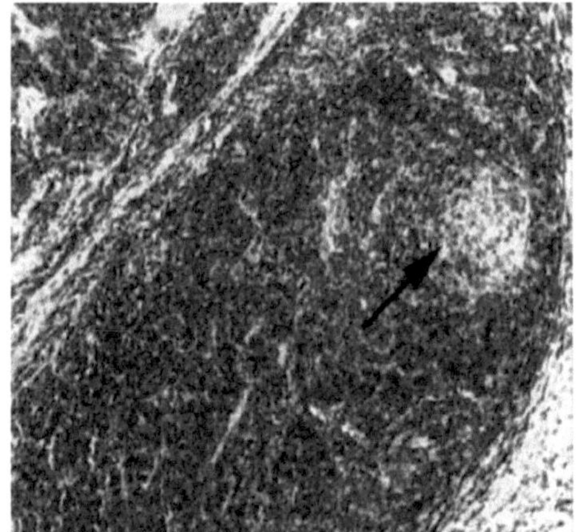 D: As células linfóides são difusamente positivas para CD20.

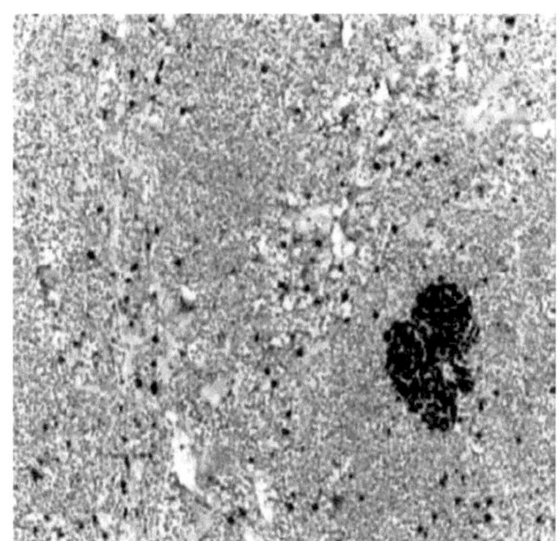
E: Presença de células T dispersas (CD5+)

Fases, tratamento e resultados :

Na maioria dos casos, a doença está localizada no intestino, com ou sem envolvimento dos gânglios linfáticos mesentéricos.

Numa minoria de casos, o estadiamento revela uma extensão à distância (8,14,5); o estômago, o anel de Waldeyer, os pulmões, o omento e, raramente, o fígado ou a medula óssea podem estar envolvidos (4,6,17).

tratamento :

O tratamento é variável, mas geralmente consiste em cirurgia com ou sem quimioterapia. Raros doentes com linfomas marginais intestinais respondem à terapêutica antibiótica(8,9,10,18), sugerindo que a H. pylori(10) ou outros microrganismos(11) desempenham um papel na patogénese de pelo menos um subconjunto destes linfomas.

Acompanhamento:

Os linfomas podem disseminar-se para os gânglios linfáticos ou para vários locais extranodais, como os pulmões, o estômago, a bexiga e as glândulas mamárias(17).

Num estudo, 80% dos doentes com linfoma da zona marginal estavam vivos e bem à data do último seguimento(2).

Em dois outros estudos, as taxas de sobrevivência global a 5 anos foram de 87% e 86%, respetivamente, e as taxas de sobrevivência livre de progressão a 5 anos foram de 65% e 54%.(4,6) Num dos outros estudos, apenas um doente em 47 morreu de linfoma(5).

O prognóstico é pior para os doentes com mais de 60 anos e para os doentes cuja doença se encontra num estádio mais avançado(4).

Numa análise, um subgrupo de linfomas colorrectais da zona marginal apresentava um fenótipo de metilação das ilhas CpG (CIMP); os linfomas com CIMP apresentavam uma doença mais avançada e uma sobrevivência livre de progressão significativamente inferior(6).

Em geral, o linfoma da zona marginal do intestino é uma doença indolente que responde bem ao tratamento, mas que, tal como os linfomas da zona marginal de outros órgãos, apresenta recidivas frequentes(4).

O prognóstico é favorável, embora menos favorável do que o do linfoma da zona marginal do estômago. No entanto, entre os linfomas intestinais, o linfoma da zona marginal tem o melhor prognóstico(13,8).

Doença imunoproliferativa do intestino delgado (IPSID) :

Introdução :

Em 1962, Azar descreveu a gama de neoplasias malignas presentes no departamento de patologia da Universidade Americana de Beirute.(19) Verificou que os linfomas eram muito comuns em doentes do Líbano e dos países árabes vizinhos.(19) Verificou que os linfomas eram muito comuns em doentes do Líbano e dos países árabes vizinhos.

Com o tempo, descobriu-se que alguns deles sofriam de um tipo específico de doença linfoproliferativa do intestino delgado, denominada doença imunoproliferativa do intestino delgado (IPSID).

A SIDA está mais disseminada no Médio Oriente e em países de todo o mundo. Mediterrâneo, mas também foram descritos casos isolados na África do Sul, no Extremo Oriente, na Europa e no Hemisfério Ocidental. A distribuição geográfica da doença levou à designação alternativa de "linfoma mediterrânico"(20-21).

Anteriormente, pensava-se que as fases iniciais do PIDT eram uma doença inflamatória e que o PIDT só era considerado neoplásico quando se observava a progressão para linfoma difuso de grandes células B. No entanto, estudos moleculares demonstraram a existência de células linfóides clonais mesmo nas fases iniciais da doença(22) e, com a descrição do linfoma extranodal da zona marginal como uma doença de direito próprio, a IDPIT passou a ser considerada uma forma rara de linfoma intestinal da zona marginal com caraterísticas clínicas e patomorfológicas distintas.

Caraterísticas clínicas :

Em média, os doentes com IPSID são mais jovens do que os doentes com a maioria dos outros tipos de linfoma gastrointestinal.

A maioria dos doentes são adolescentes ou adultos jovens, com menos crianças,

pessoas de meia-idade ou idosos.
Alguns investigadores referem que os homens e as mulheres são igualmente afectados; outras séries mostram uma ligeira predominância masculina. (23,24)
A PIDT é mais comum em grupos com baixo estatuto socioeconómico, falta de higiene, desnutrição e uma maior incidência de enterites infecciosas e infecções parasitárias intestinais.(24) Uma predisposição genética pode desempenhar um papel no desenvolvimento da IDPIT devido a uma ligação a certos tipos de antigénio leucocitário humano (HLA) e ao grupo sanguíneo B. (20) C. jejuni foi detectado em alguns casos de IDPIT e pode ser
podem estar ligados à patogénese, como na associação entre H. pylori e linfoma da margem gástrica(25,26); no entanto, é provável que outros factores do hospedeiro e ambientais, já descritos, também desempenhem um papel no desenvolvimento da IPSID(24).
Em alguns países, a incidência da doença parece estar a diminuir devido à melhoria das condições de vida(23,24,27).
Os doentes apresentam dor abdominal prolongada, má absorção, diarreia e perda de peso(20,28,27,29). A obstrução, a hemorragia e a perfuração são raras(28). No entanto, a perfuração foi descrita em casos em que ocorreu transformação de células grandes(27).
Tal como no linfoma de células B da zona marginal do estômago, o linfoma pode responder a antibióticos de largo espetro numa fase inicial. Com o tempo, o linfoma torna-se agressivo quando invade a musculatura e/ou se transforma num linfoma de alto grau(30).
O prognóstico é geralmente desfavorável(27), mas os doentes com linfoma de alto grau que recebem quimioterapia combinada com doxorrubicina têm um melhor prognóstico(20,24,27,29).

Anomalias laboratoriais :

Na maioria dos casos, observa-se uma anomalia laboratorial invulgar e muito caraterística: o soro contém cadeias pesadas alfa livres, sem cadeias leves concomitantes.

Os casos de IPSID com esta anomalia têm sido designados por "doença da cadeia pesada alfa". A paraproteína é uma cadeia pesada alfa com deleção interna de VH e CH1(24,29).

As cadeias pesadas alfa livres também podem ser detectadas no fluido intestinal, na urina e na saliva.

A PIDT parece desenvolver-se em doentes com infecções intestinais recorrentes ou persistentes, que resultam na estimulação antigénica crónica do tecido linfoide secretor de IgA no intestino, seguida do aparecimento de uma população de células B clonais. Pensa-se que esta população adquire mutações que resultam na produção da cadeia pesada alfa com a deleção interna descrita acima e na perda da capacidade desta população para sintetizar a cadeia leve na maioria dos casos.(29) Em alguns casos, existem alterações patológicas caraterísticas das IPSIDs em que a cadeia pesada alfa livre não é segregada; alguns destes linfomas produzem, em vez disso, IgA intacta ou imunoglobulinas de outras classes, e as paraproteínas séricas podem ou não estar presentes.

Alguns sugeriram que estes casos também constituem IPSIDs(27) .

Caraterísticas patológicas :

Tal como o nome sugere, a IPSID afecta principalmente o intestino delgado, embora em casos raros o estômago e o intestino grosso também possam ser afectados.

As anomalias dizem respeito ao intestino delgado proximal, a todo o intestino delgado ou, raramente, apenas ao íleo(28).

A linfadenopatia mesentérica é comum. (14,28,21,29) O achado clássico na IDPIT é um infiltrado linfoplasmocitário denso, contínuo e em forma de faixa na mucosa, que se estende ininterruptamente ao longo do comprimento dos segmentos do intestino delgado envolvidos. (28,21,29)

A gravidade do infiltrado está correlacionada com a gravidade da má absorção.

As caraterísticas histológicas são semelhantes às dos linfomas da zona marginal noutras localizações extranodais, exceto que

A IPSID apresenta uma diferenciação plasmática sistematicamente marcada. Nas fases mais precoces, o linfoma está confinado à mucosa do intestino delgado e aos gânglios linfáticos mesentéricos. O infiltrado é constituído principalmente por células plasmáticas (Figura 3).
As células B na zona marginal podem passar despercebidas em secções coradas de rotina (14).
As vilosidades podem estar embotadas ou atrofiadas. Com o tempo, o infiltrado estende-se para além da mucosa. Os folículos linfóides reactivos rodeados e colonizados por células neoplásicas na zona marginal tornam-se mais proeminentes e podem ser observados imunoblastos atípicos grandes e dispersos.
Observa-se uma atrofia completa ou subtotal das vilosidades. Nalguns casos, a doença acaba por progredir para um linfoma difuso de grandes células B, que se apresenta como uma ou mais massas grandes no intestino. As células neoplásicas podem ser imunoblastos, imunoblastos plasmocitóides ou células grandes,
células pleomórficas e bizarras. O sistema de estadiamento proposto para a IPSID difere do utilizado para outros linfomas gastrointestinais (tabela 5-4)(27).

A análise imuno-histoquímica mostra geralmente a expressão da cadeia pesada alfa sem uma cadeia ligeira na população de células plasmáticas. Numa minoria de casos, é expressa uma cadeia leve monotípica. A análise genética molecular mostrou um rearranjo clonal das cadeias pesadas e leves de imunoglobulina, mesmo em casos iniciais que respondem à terapia antibiótica(14,20).

A: Uma secção completa do intestino mostra a invasão transmural do linfoma com envolvimento extenso da gordura mesentérica.

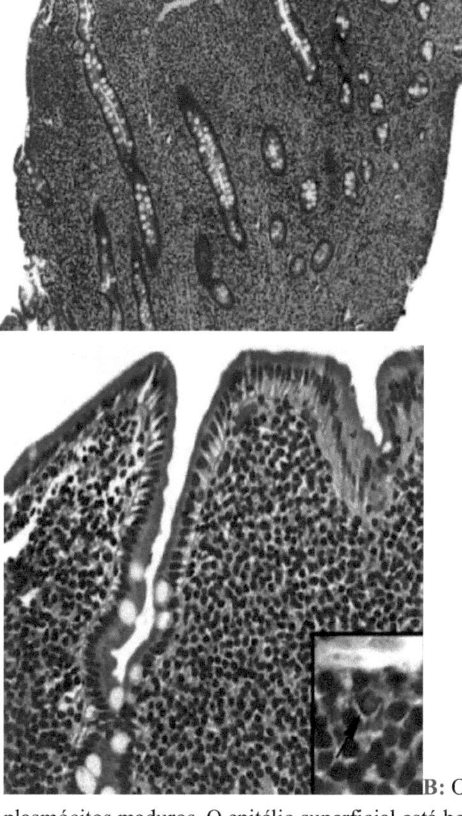

B: O infiltrado é constituído por pequenos plasmócitos maduros. O epitélio superficial está bem preservado, sem aumento do número de linfócitos intra-epiteliais. É visível um corpo de Dutcher (inset). Os plasmócitos expressam a cadeia pesada alfa sem serem acompanhados pela cadeia leve.

QUADRO 5: Classificação dos estádios da doença imunoproliferativa do intestino delgado

Local de filmagem	Caraterísticas
A	No intestino, infiltração linfoplasmocitária limitada à mucosa, com ou sem envolvimento dos gânglios linfáticos mesentéricos.
B	Aumento sob a musculatura da mucosa

C	Massas linfomatosas, transformação de alto nível

Diagnóstico diferencial :

O diagnóstico diferencial clínico é amplo e inclui enterite infecciosa crónica, infecções parasitárias, doença celíaca, espru tropical, outros tipos de linfoma(20) e doença inflamatória intestinal.

O diagnóstico diferencial no exame patológico assemelha-se a um linfoma da zona marginal com diferenciação marcada de células plasmáticas noutras áreas.

A incapacidade de as células plasmáticas expressarem cadeias leves pode levar a dificuldades de diagnóstico até que seja efectuada a coloração com cadeias pesadas e se demonstre que as células plasmáticas expressam exclusivamente cadeias alfa-pesadas. A localização no intestino delgado e as vilosidades rombas podem levantar a questão da doença celíaca, mas a doença celíaca afecta principalmente pessoas de origem do noroeste da Europa. A doença celíaca caracteriza-se por atrofia completa das vilosidades (por oposição à hipertrofia das vilosidades na fase inicial da PIDT), criptas alongadas, linfocitose T intra-epitelial e lesões do epitélio de superfície(29).

Podem ocorrer linfomas de alto grau em ambas as doenças, mas o linfoma que complica a doença celíaca é um linfoma de células T que tende a causar ulcerações e perfurações multifocais.

Linfoma de células do manto (polipose linfomatosa múltipla) :

Considerações clínicas :

A literatura sobre este assunto é confusa, uma vez que os pólipos linfomatosos gastrointestinais múltiplos também podem ser causados por outros subtipos de linfoma não-Hodgkin.

No entanto, o termo "polipose linfomatosa múltipla" deve ser restringido à forma caraterística de pólipos linfomatosos difusos com caraterísticas imunofenotípicas de linfoma de células do manto (31).

A polipose linfomatosa múltipla é uma doença da meia-idade e da velhice, mais frequente nos homens.

Os doentes apresentam normalmente sintomas gerais não específicos, como perda de peso, fadiga e anemia por deficiência de ferro. Qualquer parte do trato gastrointestinal, incluindo o estômago, pode ser afetada, mas a região ileocecal é a mais frequentemente envolvida. A evolução clínica é progressiva e não pode ser tratada com as terapêuticas disponíveis.

A taxa de sobrevivência média é de cerca de 3 anos.

Considerações de diagnóstico :

Num exame superficial, as lesões são pólipos pequenos, carnudos, sésseis ou em forma de flor, com 2 a 3 mm de diâmetro à superfície, mas por vezes podem ser maiores (<2 cm).

Podem existir inúmeros focos de lesões que dão um efeito de picada ou de pavimentação na mucosa, ou os focos podem estar mais espaçados e dar um aspeto normal.

mucosa intermédia. Ilustração (4)

No exame microscópico, os pólipos penetram na mucosa, afectam a mucosa e a submucosa superficial, deslocam e rompem o epitélio, mas não se observam lesões linfoepiteliais. Estas lesões são constituídas por aglomerados nodulares de linfócitos de tipo intermédio (entre os pequenos linfócitos e os linfomas de células fissuradas) com citoplasma esparso e pálido e núcleos redondos a moderadamente irregulares com cromatina dispersa e nucléolos inconspícuos, assemelhando-se a linfócitos da zona do manto. Ilustração (4)

O infiltrado linfocítico rodeia por vezes um folículo linfoide remanescente e contém células dendríticas foliculares mistas.

Geralmente não estão presentes blastos transformados. Devido à natureza polipoide das lesões, estas podem ser confundidas com HLH ou linfoma folicular.

Figura 4: Polipose linfomatosa (linfoma de células do manto).

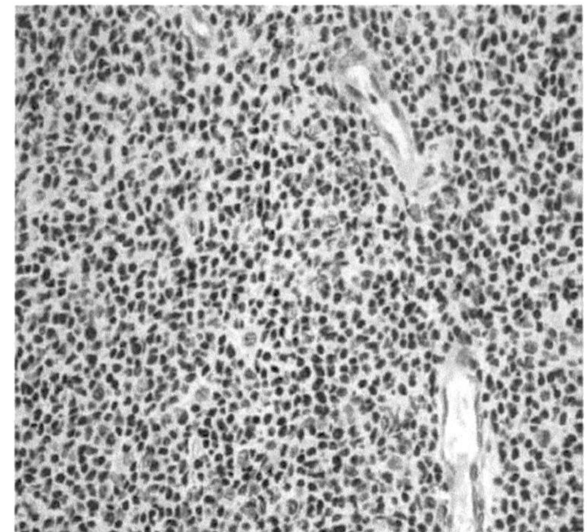

A: Visão ténue com vários pólipos linfáticos na mucosa e submucosa.

B: Vista de alta resolução mostrando um infiltrado de linfócitos de tamanho médio e células dendríticas foliculares mistas.

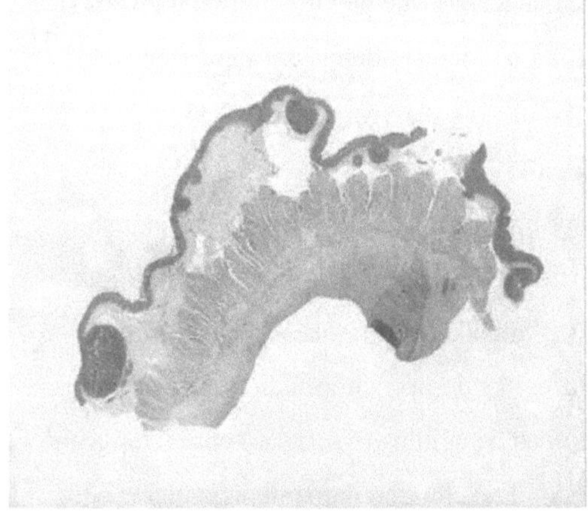

Imunohistoquímica :

A natureza difusa do infiltrado, as caraterísticas citológicas marcadas e o fenótipo caraterístico (ausência de CD10 e CD23; expressão de CD5, CD19, CD20, CD22, CD24, CD35 e IgD; Leu-8+; antigénio leucocitário humano [HLA]-DR+) são úteis para o diagnóstico diferencial.(31) Além disso, a proteína ciclina D1, o produto da t(11;14), pode ser corada nestas lesões(32,33).

Biologia molecular :

Análises citogenéticas e moleculares revelaram a presença de uma t(11;14) ou rearranjo do gene BCL1.

Linfoma folicular do intestino delgado :

Outra forma de malignidade das células B, que tem uma predileção pelo íleo terminal(34,35), mas que também pode ocorrer no jejuno ou no duodeno(36).

Alguns destes casos manifestam-se externamente como inúmeras pequenas massas polipóides em todo o intestino, conhecidas como polipose linfomatóide.

A translocação 14;18 caraterística deste tipo de linfoma foi detectada por PCR em tecidos processados por rotina(37). A análise do gene da imunoglobulina indica que o linfoma folicular do intestino delgado se desenvolve a partir de células B localmente sensíveis ao antigénio ("antigenerfahrenen")(38).

Curiosamente, o linfoma folicular primário do duodeno é normalmente um achado incidental durante uma endoscopia efectuada por uma variedade de razões. O tumor aparece normalmente como pequenos nódulos na região da ampola do pai intestinal.

Histologicamente, limita-se geralmente à mucosa e/ou submucosa, é de baixo grau histológico (1 ou 2) e exprime BCL2.

O linfoma encontra-se geralmente no estádio I e tem excelentes perspectivas, mesmo sob vigilância.

Linfoma difuso de grandes células B do intestino delgado :

São geralmente solitários. O íleo é o mais frequentemente envolvido, seguido do jejuno e do duodeno.(39) Externamente, podem apresentar-se como uma massa infiltrativa difusa semelhante a uma mangueira de jardim, uma grande massa tumoral com ulceração extensa ou uma massa predominantemente polipoide (Fig. 4). Os gânglios linfáticos regionais estão envolvidos em cerca de metade dos doentes. A maioria dos casos tem um fenótipo de centro germinal, o que indica que surgem a partir de células B do centro germinal(40).

Na série de Lewin et al(41) , a taxa de sobrevivência atuarial a 2 anos foi de 42%, o que é inferior à dos linfomas malignos do estômago ou do reto. A taxa de sobrevivência depende do estadiamento clínico(42).

Figura 4: Linfoma maligno do intestino delgado.

A: Aparecimento de um linfoma maligno que afecta o íleo de forma difusa e provoca uma protrusão do íleo.

pregas transversais da mucosa.

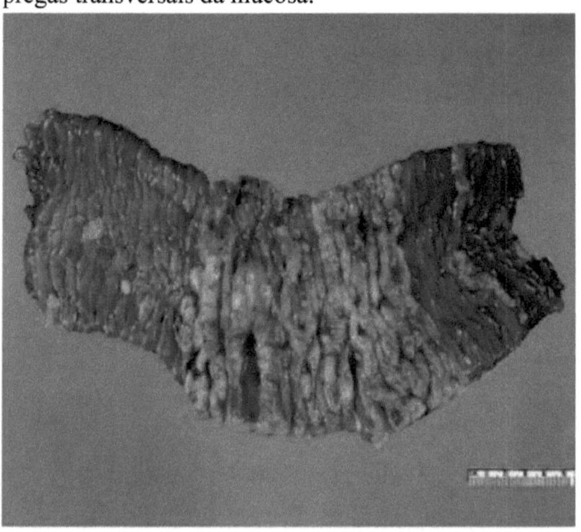

B: Linfoma maligno do intestino delgado com as seguintes manifestações

Lesão ulcerativa circular que conduz a estenose.

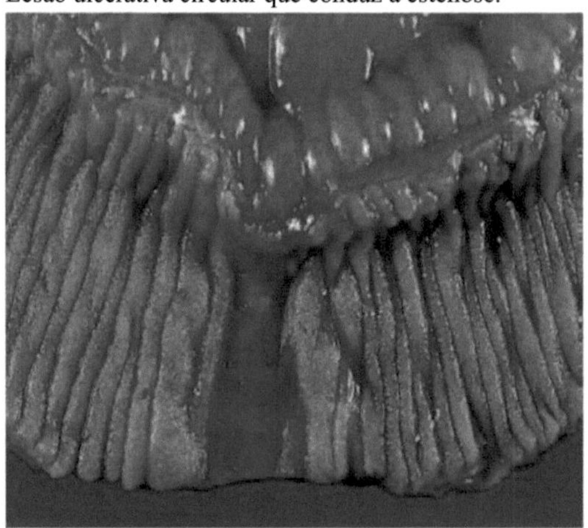

Linfoma de Burkitt :

Aparece geralmente em crianças; o íleo e a válvula ileo-caecal são os mais frequentemente afectados.(43) Este tumor é relativamente comum no Médio Oriente e na Argélia.

Linfoma de Hodgkin :

É extremamente raro. Lewin et al(41) encontraram apenas dois casos num estudo de 117 linfomas gastrointestinais. A grande maioria dos casos diagnosticados no passado são exemplos de linfomas não-Hodgkin do tipo B ou T. Os linfomas não-Hodgkin do tipo B ou do tipo T não são diagnosticados no passado.

Linfoma anaplásico de grandes células :

Pode apresentar-se como uma lesão primária do intestino delgado; a maioria dos casos relatados é do tipo de células T.(44)

Linfoma primário de células T :

Linfomas primários de células T do trato gastrintestinal são neoplasias raras, muitas das quais estão associadas à doença celíaca.(45,46) A causa dos linfomas de células T não associados à enteropatia por glúten nem sempre é clara, embora alguns provavelmente representem casos latentes de doença celíaca. Foram relatados quatro casos de linfomas primários de células T associados ao vírus linfotrópico de células T humanas tipo I. Além disso, os investigadores demonstraram que alguns linfomas anaplásicos de grandes células Ki-1 são fenotipicamente linfomas de células T. Os resultados deste estudo mostram que os linfomas Ki-1 de grandes células são mais comuns do que os linfomas de células T.

O linfoma maligno com eosinofilia é uma variante invulgar do linfoma de células T, surgindo mais frequentemente no intestino delgado. O tumor apresenta necrose extensa e tanta infiltração eosinofílica que pode ser incorretamente diagnosticado como gastroenterite eosinofílica. No entanto, um exame atento revela a presença de células linfoblastóides misturadas com células inflamatórias.

A maioria dos linfomas de células T são indutores helper (CD3+ e CD4+), mas por vezes observam-se fenótipos supressores citotóxicos (CD8+).

A análise genotípica confirmou um rearranjo do gene do recetor monoclonal de células T v.^)

Linfoma de células T associado a enteropatia :
A relação entre a doença celíaca e o linfoma foi claramente estabelecida pela primeira vez no Reino Unido em 1962. A incidência destas complicações foi estimada entre 5 e 10%. Mais tarde, verificou-se que a maioria destes tumores provinha de células T, e O'Farrelly et al. introduziram o termo "linfoma de células T associado a enteropatia"(48). Os doentes celíacos que reagem mal a uma dieta sem glúten ou que não a seguem têm um risco mais elevado de desenvolver alterações malignas.
A maioria dos doentes com doença celíaca que desenvolvem linfoma tem mais de 60 anos de idade, com predomínio do sexo masculino. Os doentes com linfoma apresentam geralmente um agravamento dos sintomas, caracterizado por dor abdominal e perda de peso, ou são admitidos de urgência com hemorragia, obstrução ou perfuração gastrointestinal.
Os doentes com doença celíaca são também propensos a algumas outras complicações, como as seguintes: Células B
linfomas; jejunite ulcerosa, frequentemente associada a linfomas (45); e carcinomas, nomeadamente da orofaringe, do esófago e do intestino delgado.
O prognóstico global para os doentes com doença celíaca e linfoma é mau. Embora cerca de 40% dos doentes sobrevivam durante um ano, a taxa de sobrevivência a cinco anos é de cerca de 10%.
A maioria das lesões são solitárias e localizadas no jejuno (Figura 5). As lesões no jejuno são geralmente úlceras circunferenciais. Em casos raros, podem formar grandes massas salientes ou pólipos. Os gânglios linfáticos mesentéricos estão frequentemente envolvidos, assim como focos microscópicos no fígado, baço e medula óssea.
Histologicamente, estes tumores assemelham-se frequentemente a linfomas nodulares periféricos de células T de alto grau (Figura 5).

São geralmente polimórficas e apresentam-se como um infiltrado difuso de linfócitos atípicos, misturados com histiócitos, granulócitos eosinofílicos, grupos de histiócitos epitelióides e, por vezes, fibrose do estroma. As células são geralmente positivas para CD3, CD7, antigénio intracelular de células T 1 (antigénio granular citotóxico TIA-1) e granzima B e negativas para CD4, CD5 e CD8. Com exceção do CD8, este fenótipo é idêntico ao das células T intra-epiteliais normais.

Os estudos genotípicos confirmam um rearranjo monoclonal do recetor de células T.

Figura 5: Linfomas do intestino delgado.

A: Imagem de baixa energia de linfoma intestinal de células T.
Note-se a densa infiltração linfática e a perda de vilosidades no intestino delgado adjacente.

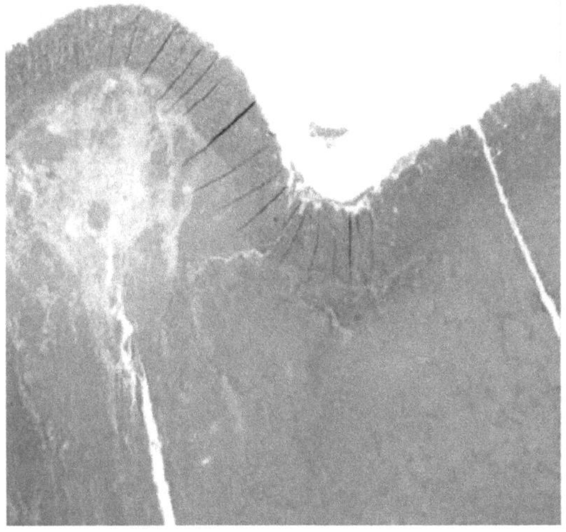

B: Em oposição a isto: imagiologia de baixa potência de células B sofisticadas
Nos linfomas, o infiltrado linfático é igualmente denso, mas o intestino delgado adjacente tem uma arquitetura vilosa normal.

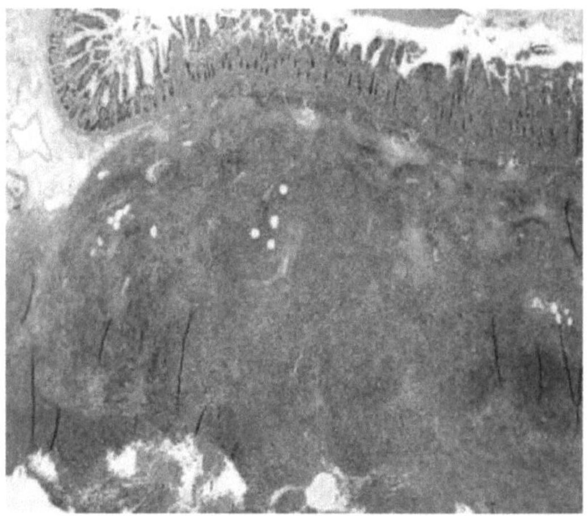

C: Imagiologia de alta energia para linfomas de células T.
Estão presentes grandes células atípicas com contornos nucleares irregulares e numerosas figuras mitóticas. São visíveis glândulas normais por cima da lesão.

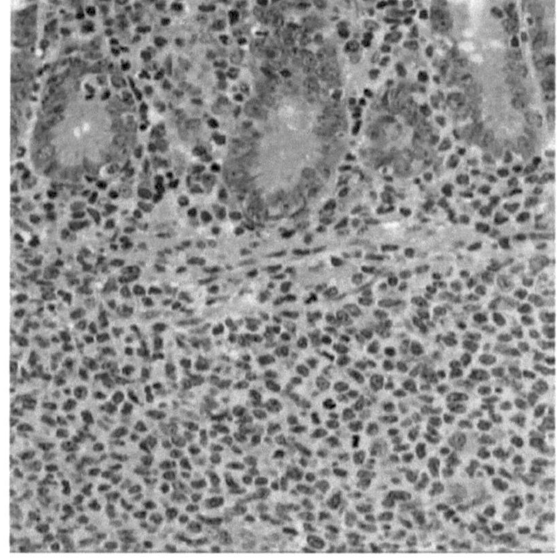

D: Captação de alta energia da mucosa adjacente a um linfoma de células T. Observa-se uma atrofia acentuada das vilosidades, um aumento dos linfócitos na camada intermédia e um aumento acentuado dos linfócitos intra-epiteliais.

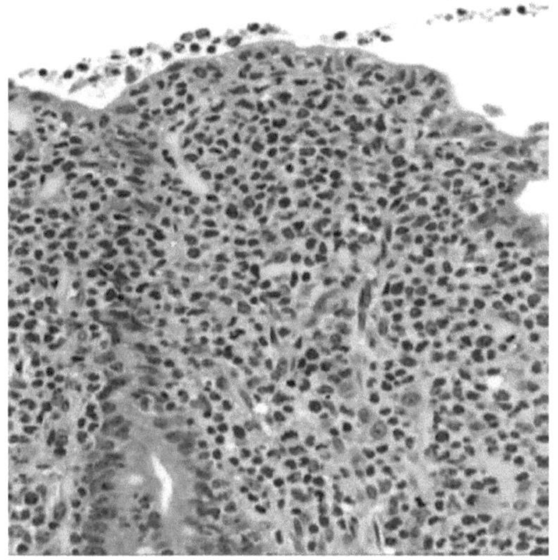

Considerações de prognóstico :

Os principais factores de prognóstico dos linfomas são a classificação histológica, o estádio da doença, a invasão serosa, a associação com outras doenças e o tamanho do tumor primário (>5 cm)(49,50).

Realizado por :

Os sistemas de estadiamento utilizados para os linfomas gastrointestinais são uma modificação da classificação de Ann-Arbor e do sistema TNM para os linfomas extranodais.4 Estas classificações dividem essencialmente os linfomas gastrointestinais de acordo com a profundidade de invasão (tumores superficiais ou profundamente invasivos), metástases em nódulos regionais, metástases mais extensas em nódulos locais e extensa extensão extra-intestinal.

Doenças linfoproliferativas do apêndice, cólon e canal anal:

Os linfomas colorrectais são raros, representando cerca de metade de todos os casos:

- 0,2% de todos os tumores colorrectais malignos.
- 3% de todos os linfomas extranodais.
- 10 a 20% de todos os linfomas gastrointestinais. (58)

Os linfomas colorrectais e rectais ocorrem mais frequentemente no reto e no canal anal em homens infectados pelo VIH e homossexuais (59,60).

Os factores de risco são (61) :

- doença inflamatória intestinal (DII), principalmente colite ulcerosa, e
- imunodeficiência.

Os sintomas clínicos correspondem aos do carcinoma colorrectal, incluindo

dor abdominal e hemorragia (os sintomas mais frequentes).

Outros sintomas incluem perda de peso, anemia, diarreia, crescimentos no abdómen ou alterações dos hábitos intestinais.

Alguns casos são descobertos por acaso, quando os sintomas se agravam após o desenvolvimento de um linfoma com o aparecimento de colite ulcerosa.

Os modelos de crescimento e a aparência são variados e incluem :

- Poliploidia.
- Massas salientes.
- Crescimento infiltrativo.
- estenoses ou úlceras.

O seu comportamento clínico e prognóstico são semelhantes aos dos seus homólogos do intestino delgado.

O envolvimento de outras partes do trato gastrointestinal, incluindo o intestino delgado e o estômago, é comum.

Os linfomas MALT são o tipo histológico mais comum(61).

O DLBCL e o linfoma de Burkitt são também os tipos histológicos mais comuns.

O linfoma primário do apêndice ocorre em 0,015% a 0,022% de todas as apendicectomias(62).

Tendem a ocorrer em pessoas jovens (idade média: 25,7 anos) e a maioria tem apendicite aguda.

Outras formas menos frequentes e mais raras são o linfoma de células do manto, o linfoma da zona marginal e o linfoma de células T(63).

Os linfomas foliculares, os linfomas de células do manto e os linfomas de Burkitt também se assemelham aos seus homólogos nodais em termos de fenótipo imunitário e de genética molecular.

Linfoma MALT do intestino grosso :

Os linfomas MALT são semelhantes aos seus homólogos do intestino delgado, exceto no caso do IPSID, em que o intestino grosso não está envolvido.

As translocações do tipo MALT também foram descritas em tumores colorrectais.

Num estudo recente de 16 linfomas MALT intestinais (5 linfomas do intestino delgado e 11 linfomas colorrectais), foi detectada uma t(11;18)(q21;q21) em 2 casos colorrectais.

Foram também detectadas trissomias 3 e 18 em todos os casos(64).

As lesões podem apresentar-se como protuberâncias solitárias discretas/massa polipoide ou lesões infiltrativas difusas(65).

Outras manifestações externas são múltiplos pólipos sésseis (polipose linfomatóide múltipla) e mucosa nodular ou granular(314).

Também foram relatados casos raros de eritema das mucosas, mas sem massa aparente.(67) a

Os linfomas MALT do intestino grosso são pouco conhecidos, ao contrário dos seus congéneres do estômago e do intestino delgado.

Até à data, não foram associados a organismos infecciosos. Foram descritos casos raros de lesões colorrectais em linfomas MALT do estômago, alguns dos quais responderam à erradicação da *H. pylori*(68).

O prognóstico é favorável e depende da extensão da doença, mas no caso de doença localizada, a cirurgia é o método de eleição. No entanto, a quimioterapia também é utilizada com bons resultados. A quimioterapia resultou em 100% de remissão, uma taxa de sobrevivência prognóstica a

5 anos e taxas de sobrevivência livre de doença de 100% e 85%, respetivamente(69).

Linfoma de células do manto :

O linfoma de células do manto representa 2,5% a 7% de todos os linfomas não Hodgkin e estima-se que o trato gastrointestinal seja afetado em cerca de 10% a 30% dos casos.(61) No entanto, num estudo de biópsias da mucosa de doentes sem sintomas gastrointestinais e com enodoscopia normal, o envolvimento microscópico do trato gastrointestinal foi observado em 45% (10/22) e 84% (26/31) das biópsias do trato gastrointestinal superior e do cólon, respetivamente.(70)

No entanto, a maioria dos doentes com sintomas gastrointestinais tem múltiplos pólipos (polipose linfomatosa múltipla). Quando é diagnosticada doença do trato gastrointestinal, o linfoma parece estar sempre disseminado e, nos casos de doença nodular primária, o envolvimento do trato gastrointestinal é muito frequente.(70) Ainda não é claro se o linfoma de células do manto na polipose linfática múltipla pode ser a doença primária do trato gastrointestinal ou se é quase sempre sinónimo de doença disseminada, em que o envolvimento nodular pode não ser inicialmente óbvio. Em última análise, é comum a disseminação envolvendo o fígado, o baço, a medula óssea e os gânglios linfáticos.

Caraterísticas clínicas :

O linfoma de células do manto é uma doença da meia-idade e da velhice (idade média de 60 anos), mais comum nos homens.(61) Os doentes apresentam habitualmente caraterísticas inespecíficas como anemia por deficiência de ferro, perda de peso, fadiga, dor abdominal, diarreia e desnutrição, não havendo diferença entre doentes com e sem polipose linfática múltipla. Qualquer parte do trato gastrointestinal, incluindo o estômago, pode ser afetada; a região ileocecal é a mais frequentemente afetada.

Patologia :

Externamente, a doença geralmente se apresenta como múltiplos pólipos

(Figura 6). Outras manifestações incluem mucosa inflamada, mucosa nodular, úlceras, pregas espessadas ou uma massa única.(71) Em doentes com doença nodular, a mucosa de aspeto normal é frequentemente também afetada microscopicamente.

Microscopicamente, os pólipos atravessam a mucosa, afectando a mucosa e a submucosa superficial, resultando em deslocamento e rutura do epitélio, mas não são detectadas lesões linfoepiteliais (Figura 7).

Morfologicamente, as lesões do linfoma das células do manto consistem em aglomerados nodulares de linfócitos de tipo intermédio (entre o linfócito pequeno e o linfoma grande clivado). As células têm um citoplasma pálido e núcleos redondos ou de forma moderadamente irregular com cromatina dispersa e nucléolos esparsos, assemelhando-se aos linfócitos das células do manto.

Por vezes, os linfócitos transformam-se em grandes células blastoides com cromatina nuclear eucromática lisa.

Estes casos apresentam geralmente uma evolução clínica mais agressiva.

Por vezes, as células tumorais rodeiam e infiltram os folículos linfáticos e existe uma mistura de células dendríticas foliculares.

Figura 6: Polipose linfomatosa: manifestações transversais
Linfoma maligno do trato gastrointestinal.

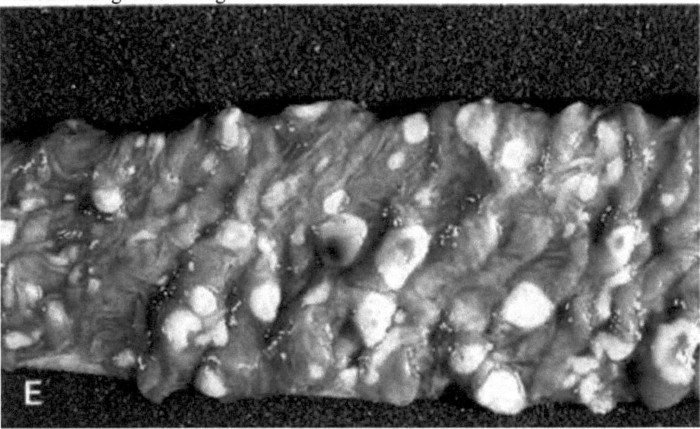

Figura 7: Linfoma de células do manto.

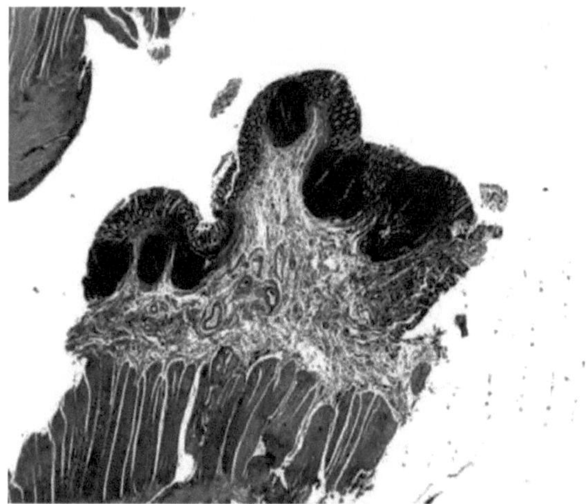

A: gânglios linfáticos que cobrem a muscularis mucosae e dilatam a mucosa.

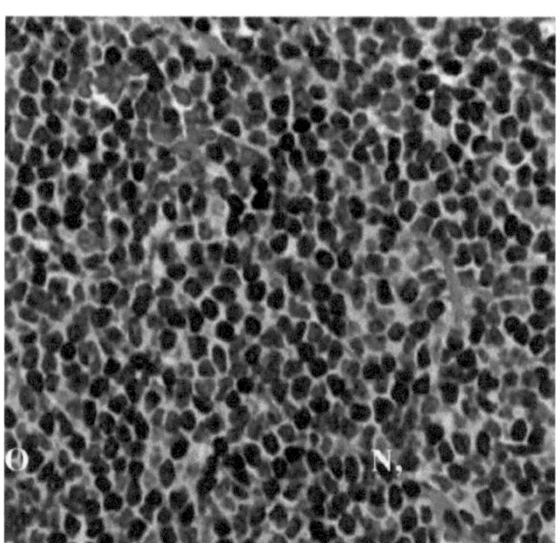

B: Pequenas células linfocíticas com caraterísticas citológicas típicas de linfoma de células do manto. As células emorais eram CD5+ e cyc linD1+.

Imunofenotipagem e genética molecular :

O imunofenótipo e a genética molecular são idênticos aos da doença nodular(72).

As células tumorais apresentam caraterísticas de células B maduras e reconhecem IgM e IgD na sua superfície. Restrição das cadeias leves Observa-se frequentemente uma predominância da cadeia ligeira l. As células tumorais expressam os marcadores de células B CD19, CD20, CD22, CD24, CD35 e PAX5 e - carateristicamente - também os marcadores de células T CD5 e CD43. O BCL1 nuclear (ciclina D1) é expresso em quase todos os casos. Os marcadores CD10, CD11c e CD23 são negativos.

É interessante notar que, nos casos associados ao intestino, o tipo de integrina a4b7 (CD103)

aos linfomas MALT, o que poderia ser a razão da sua localização no trato gastrointestinal. Além disso, as análises citogenéticas e

Estudos moleculares mostram uma translocação do gene da ciclina D1 do cromossoma 11 para o cromossoma 14 ou próximo deste.

com o gene IgH, um rearranjo do gene BCL1 ou ambos(73).

Diagnóstico diferencial :

Morfologicamente, as próprias células tumorais do linfoma de células do manto e o padrão de crescimento perifolicular, sobretudo na biopsia, podem ser muito semelhantes aos linfomas MALT. Nestes casos, a única forma de os diferenciar é detetar a presença de CD5 e de ciclina D1, que estão presentes no linfoma das células do manto e ausentes no linfoma MALT.

Linfomas MALT. Devido à natureza polipoide da lesão, podem ser confundidos com hiperplasia linfoide nodular e linfoma folicular.

No entanto, a natureza difusa do infiltrado, por oposição a uma verdadeira extensão linfática nodular, a citologia caraterística e o imunofenótipo marcado devem ajudar no diagnóstico diferencial, tal como mencionado anteriormente.

Tratamento e prognóstico :

Aquando do diagnóstico, o linfoma das células do manto caracteriza-se por uma disseminação generalizada (estádio IV). A evolução clínica é agressiva e não pode ser curada com as terapêuticas existentes. Apenas metade dos doentes responde à quimioterapia e o tempo médio de sobrevivência situa-se entre 2 e 5 anos(73).

Recentemente, foram registadas taxas de remissão ligeiramente melhores com anti-CD20 (rituximab) como parte da quimioterapia combinada.

Polipose linfomatosa múltipla :

A polipose linfomatosa múltipla foi introduzida pela primeira vez por Cornes em 1961 para descrever um linfoma intestinal manifestado por múltiplos pólipos que afectam secções longas do trato gastrointestinal(74).

No passado, o termo era utilizado apenas para designar as lesões gastrointestinais do linfoma das células do manto. Atualmente, porém, sabe-se que a maioria dos casos é de linfoma das células do manto.

O cólon é mais frequentemente afetado, mas o intestino delgado e, mais raramente, o estômago também podem ser afectados.

Num estudo realizado no Japão, foram identificados linfomas de células do manto (n = 12), linfomas foliculares (n = 14) e linfomas MALT (n = 9) em 35 casos, que se apresentavam como múltiplos pólipos linfáticos (66).

Destes 35 casos, 14 (40%) envolviam mais do que um trato digestivo. Em 10 casos (28,5%), os pólipos estavam limitados ao cólon e em 11 casos (31,4%), apenas o intestino delgado e/ou o estômago estavam envolvidos.

Entre os doentes, o linfoma de células do manto foi o mais frequente (8/14), seguido do linfoma folicular (4/14) e do linfoma MALT (2/14), com envolvimento colorectal e extracolonial do trato gastrointestinal.

Entre as lesões puramente colorrectais, o linfoma MALT foi o tipo mais comum (7/10), seguido do linfoma folicular (2/10) e do linfoma de células do manto (1/10).

De um modo geral, as lesões são numerosos e minúsculos nódulos acastanhados de mucosa com cerca de 2-3 mm de diâmetro (Figura E). Ocasionalmente, os pólipos podem ser maiores, atingindo até 2 cm.

Nalgumas lesões, a mucosa está coberta de espinhos ou de pedras, ou as lesões podem estar mais espaçadas. É de salientar que as lesões gastrointestinais secundárias devidas a leucemia e outros linfomas nodulares também podem originar pólipos intestinais múltiplos e são mais comuns do que a polipose linfomatosa múltipla.

Os pólipos linfomatosos, que se desenvolvem a partir de lesões de linfoma

nodular secundário, são geralmente muito mais comuns.
Maiores (frequentemente >5 mm de diâmetro) do que os encontrados na polipose linfática múltipla.
As lesões leucémicas, por outro lado, que são geralmente terminais, consistem geralmente em vários pequenos nódulos azulados na mucosa.
O prognóstico e o tratamento dependem do subtipo de linfoma e da extensão da doença.

Referências :

1. Connor J, Ashton-Kaye M. Os linfomas gástricos e intestinais difusos de grandes células B diferem em termos clínicos e munofenotípicos. Um estudo imunohistoquímico e clínico. Histopathology, **51**: 697703, 2007.
2. Yoshida N, Wakabayashi N, Nomura K, et al. Linfoma do íleo com múltiplas cicatrizes ulcerativas detectado por endoscopia de duplo balão. *Endoscopy*;36(11):1022-1024, 2004.
3. Ranchod M, Lewin KJ, Dorfman RF: Hiperplasia linfoide do trato gastrointestinal: um estudo de 26 casos e revisão da literatura. Am J Surg Pathol 2:383-400, 1978.
4. Hermans PE, Diaz-Buxo JA, Stobo JD: Deficiência idiopática de imunoglobulina de início tardio: observações clínicas em 50 pacientes. Am J Med 61:221-237, 1976.
5. Castellano G, Moreno D, Galvao O, et al : Linfoma maligno do jejuno com hipogamaglobulinemia variável comum e hiperplasia nodular difusa do intestino delgado: relato de caso e literatura.
   Revisão da imprensa. J Clin Gastroenterol 15:128-135, 1992.
6. Robinson MJ, Padron S, Rywlin AM: Lymphofollicular enterocolitis: morphologic, pathologic picture, and serum immunoglobulins. Arch Pathol 96:311-315, 1973.
7. Aljarad Ziad, British Journal of Medicine and Medical Research, Um caso raro de linfoma de células B da zona marginal duodenal associado a doença imunoproliferativa do intestino delgado e linfoma associado (IPSID), 2017.
8. Koch P, del Valle F, Berdel W et al: Linfoma não-Hodgkin gastrointestinal primário. I. Distribuição anatómica e histológica, caraterísticas clínicas e dados de sobrevivência de 371 doentes incluídos no estudo multicêntrico Germa n GIT NHL 01/92, *J Clin Oncol* 19:3861-3873, 2001.
9. Kojima M, Nakamura S, Kurabayashi Y et al : Linfoma maligno primário do intestino: estudos clínico-patológicos e imunohistoquímicos de 39 casos, *Pathol Int* 45:123-130, 1995.
10. Streubel B, Seitz G, Stolte M et al : Aberrações genéticas associadas ao linfoma MALT aparecem com frequência variável no linfoma M ALT intestinal primário e secundário, *Gut* 55:1581-1585, 2006.
11. Oh SY, Kwon HC, Kim WS et al : Intestinal margi nal zone B-cell lymphoma of MALT type : clinical manifestation and outcome of a rare disease, *Eur J Haematol* 79:287-291, 2007.
12. Sakugawa ST, Yoshino T, Nakamura S et al : gene de fusão API 2-MALT1 no linfoma colorrectal, *M od Pathol* 16:1232- 1241, 2003.
13. Sinn DH, Kim YH, Lee EJ et al: Methylation and
    API2/ MALT1 fusion in extra-nodular marginal colorectal lymphoma, *Mod Pathol* 22:314-320, 20 09.
14. Kohno S, Ohshima K, Yoneda S et al : Análise clinicopatológica de 143

linfomas malignos primários nos intestinos delgado e grosso com base na nova classificação da OMS, *Histopathology* 43:135-14 3, 2003.

15. Nakamura S, Matsumoto T, Takeshita M et al : A c linicopathologic study of primary small intine ly mphoma : prognostic significance of mucosa-associated lymphoid tissue-derived lymphoma, *Cancer* 8 8:286-294, 2000.
16. Kim J, Jung H, Shin K et al : Eradication of *Helico bacter pylori* infection did not lead to cure of duod enal mucosa-associated lymphoid tissue lymphoma a, *Scand J Gastroenterol* 34:215-218, 1999.
17. Nagashima R, Takeda H, Maeda K et al : Regressão do linfoma do tecido linfoide associado à mucosa duodenal após erradicação da *Helicobacter pylori, Gastroenterology* 111:1674-1678, 1996.
18. Nakase H, Okazaki K, Ohana M et al : O possível envolvimento de microrganismos que não o *Helic obacter pylori* no desenvolvimento de linfoma MALT rectal em doentes *H.* pylori negativos, *Endosc opy* 34:343-346, 2002.
19. Kodama T, Ohshima K, Nomura K et al : Polipose linfomatosa do trato gastrointestinal, incluindo linfoma de células do manto, linfoma folicular e linfoma do tecido linfoide associado à mucosa, *Histopathology* 47:467-478, 2005.
20. Domizio P, Owen RA, Shepherd NA et al: Primar y lymphoma of the small intestine: a clinicopathol ogic study of 119 cases, *Am J Surg Pathol* 17:429442, 1993.
21. Isaacson PG: Gastrointestinal lymphoma, *Hum Pat hol* 25: 1020-1029, 1994.
22. Yoshida N, Nomura K, Wakabayashi N et al : Cyt ogenetic and clinicopathological characterisation b y fluorescence in situ hybridization on paraffin-embedded tissue sections of twenty-six cases with ma lignant lymphoma of small intestine, *Scand J Gast roenterol* 41:212-222, 2006.
23. Remstein ED, Dogan A, Einerson RR et al: The in cidence and anatomic site specificity of chromoso mal translocations in primary extranodal marginal zone B-cell lymphoma of mucosa-associated lymphoid tissue (MALT lymphoma) in North America, *Am J Surg Pathol* 30:1546-1553, 2006.
24. de Boer JP, Hiddink RF, Raderer M et al: Dissemi nation patterns in non-gastric MALT lymphoma, *H aematologica* 93:201-206, 2008.
25. Matsumoto T, Takayuki M, Iida M: Regressão dos linfomas associados à mucosa do tecido linfático do ectum após erradicação *da Helicobacter pylori, Lan cet* 350:115-116, 1997.
26. Azar HA: Cancer in Lebanon and the Near East, *C ancer* 15:66-78, 1962.
27. Al-Saleem T, Al-Mondhiry H : Immunoproliferati ve small intestinal disease (IPSID) : a model for ma ture B-cell neoplasms, *Blood* 105:2274-2280, 2005
28. Salem P, El-Hashimi L, Anaissie E et al: Primary small intestinal

lymphoma in adults: a comparative study of IPSID versus non-IPSID in the Middle Ea st, *Cancer* 59:1670-1676, 1987.

29. Tabbane F, Mourali N, Cammoun M, Najjar T: Results of laparotomy for immunoproliferative disease of the small intestine, *Cancer* 61:1699-1706, 1988.
30. Smith WJ, Price SK, Isaacson PG: Immunoglobuli n gene rearrangement in immunoproliferative small l intestinal disease (IPSID), *J Clin Pathol* 40:12911297, 1987.
31. Lankarani KB, Masoompour SM, Masoompour M B et al: Changing epidemiology of IPSID in Southern Iran, *Gut* 54:311-312, 2005.
32. Salem PA, Estephan FF: Doença imunoproliferativa do intestino delgado: conceitos actuais, *Cancer J* 11: 374-382, 2005.
33. Lecuit M: Immunoproliferative small intestinal dis ease associated with *Campylobacter jejuni, J Nat Cancer Inst* 96:571- 573, 2004.
34. Lecuit M, Abachin E, Martin A et al : Doença imunoprol iferativa do intestino delgado associada a *C ampylobacter jejuni, N Engl J Med* 350:239-248, 2004.
35. Salem P, El-Hashimi L, Anaissie E et al: Primary s mall intestinal lymphoma in adults: a comparative study of IPSID versus non-IPSID in the Middle Ea st, *Cancer* 59:1670-1676, 1987.
36. Economidou I, Manousos ON, Triantafillidis JK e t al : Immunoproliferative small intestinal disease i in Greece : presentation of 13 cases, including two f romania, *Eur J Gastroenterol Hepatol* 18:102 9-1038, 2006.
37. Fine K, Stone ML: a-Heavy chain disease, Mediter ranean lymphoma, and immunoproliferative small intestinal disease, *Am J Gastroenterol* 94:1139-115 2, 1999.
38. Fisher RI, Dahlberg S, Nathwani BN, et al: A clini cal analysis of two indolent lymphoma entities: small cell lymphoma and marginal zone lymphoma (including subcategories of mucosa-associated lymphoid tissue and monocytoid B cells). Estudo do Southwest Oncology Group. Sang 85:1075-1082, 1995
   .
39. Anaissie E, Geha S, Allam C, et al: Linfoma de Burkitt no Médio Oriente: Um estudo de 34 casos. Can cer 56:2539-2543, 1985.
40. Grody WW, Magidson JG, Weiss LM, et al: Linfomas gastrointestinais: estudos imunohistoquímicos da célula de origem. Am J Surg Pathol 9:328-3 37, 1985.
41. LeBrun DP, Kamel OW, Cleary ML, Dorfman RF , Warnke RA. Linfomas foliculares do trato gastrointestinal. Caraterísticas patológicas em 31 casos e expressão da proteína oncogénica bcl-2. Am J Pathol , **140** : 1327-1335, 1992.
42. Shia J, Teruya-Feldstein, Pan D, Hegde A, Klimstr a DS, Chaganti RSK, Qin J, Portlock CS, Filippa DA. Primary follicular lymphomas of the

gastrointestinal tract: a clinicopathologic study of 26 cases. Am J Surg Pathol, **26**: 216-224, 2002.

43. Yoshino T, Miyake K, Ichimura K, Mannami T, O hara N, Hamazaki S, Akagi T. Increased incidence of follicular lymphoma in the duodenum. Am J Sur g Pathol, **24** : 688-693, 2000.

44. Shepherd N.A., McCarthy K.P., Hall P.A. Translocação de 14;18 em linfomas intestinais primários. Deteção da reação em cadeia da polimerase em tecidos processados por rotina. Histopathology, **18**: 415-419, 1991.

45. Bende RJ, Smit LA, Bossenbroek JG, Aarts WM, Spaargaren M, De Leval L, Boeckxstaens GEE, Pa ls ST, Van Noesel CJM. Linfoma folicular primário do intestino delgado. Am J Pathol, **162** : 105-1 13, 2003.

46. Najem AZ, Porcaro JL, Rush BF Jr. Linfoma não-Hodgkin primário do duodeno. Relato de um caso e revisão da literatura. Cancer, **54**: 895-898, 1984.

47. Lewin KJ, Ranchod M, Dorfman RF. Linfomas do trato gastrointestinal. Um estudo de 117 casos de doença gastrointestinal. Cancer, **42**: 693-707, 1978.

48. Filippa DA, Lieberman PH, Weingrad DN, Decos se JJ, Bretsky SS. Linfomas primários do trato gastrointestinal. Análise dos factores de prognóstico com ênfase no tipo histológico. Am J Surg Pathol, **7**: 363-372, 1983.

49. Van Krieken JH, Medeiros LP, Pals ST, Raffeld M, Kluin PM. Linfoma difuso agressivo de células B do trato gastrointestinal. Análise imunofenotípica e de rearranjos genéticos de 22 casos. A m J Clin Pathol, **97**: 170-178, 1992.

50. Carey MJ, Medeiros LJ, Roepke JE, Kjeldsberg C R, Elenitoba-Johnson KS. Primary anaplastic large cell lymphoma of the small intestine. Am J Clin Pa thol, **112**: 696-701, 1999.

51. Tokunaga O, Watanabe T, Shimamoto Y, et al : Linfoma primário de células T do trato gastrointestinal associado ao vírus linfotrópico de células T humanas tipo 1: uma análise utilizando hibridação in situ e reação em cadeia da polimerase. Cancro 71:708-716, 19 93.

52. Loughran TP, Marshall MD, Kadin MD, et al: Intestinal T-cell lymphomas associated with celiac disease. Ann Intern Med 104:44-47, 1 9 8 6 .

53. Ashton-Key M, Diss TC, Pan L, et al: Molecular a nalysis of T-cell clonality in ulcerative jejunitis an d enteropathy-associated T-cell lymphoma. Am J P athol 151:493-498, 1997.

54. O'Farrelly C, Feighery C, O'Briain DS, et al: Hu moral response to wheat protein in patients with ce liac disease and enteropathyassociated T cell lymphoma. Br Med J (Clin Res Ed) 293:908-910, 1986.

55. Filippa DA, Lieberman PH, Wiengrad DN, et al: P rimary lymphomas of

the gastrointestinal tract: An alysis of prognostic factors with emphasis on histol ogic type. Am J Surg Pathol 7:363-372, 1983.

56. Musshoff K, Schmidt-Vollmer H: The prognosis of non-Hodgkin's lymphoma with special reference to staging. Z Krebsforsch 83:323-34 0, 1975.
57. American Cancer Society, Types of non-Hodgkin's lymphoma, 24 de março,
2017
58. 225 Isaacson PG, Norton AJ. *Extranoid lymphomas*. Edimburgo, Reino Unido: Churchill Livingston; 1994.
59. Ioachim HL, Dorsett B, Cronin W, et al. Acquired immunodeficiency syndrome-associated lymphoma as: clinical, pathologic, immunologic, and viral cha racteristics of 111 cases. *Hum Pathol*;22(7):659-6 73.1991.
60. Levin A.M. Síndrome de imunodeficiência adquirida associada a linfoma.
Sang ;80(1):8-20.1992.
61. Shepherd NA, Hall PA, Coates PJ, Levison DA. Linfoma maligno primário do cólon e do reto. Uma análise histopatológica e imuno-histoquímica de 45 casos com correlações clínico-patológicas. *Histopathology* .;12(3):235-252.1988.
62. Sin IC, Ling ET, Prentice RS. Linfoma de Burkitt do apêndice: relato de dois casos. *Hum Pathol*.;11(5):465-470.1980.
63. Kitamura Y, Ohta T, Terada T. Malignidade primária de células T não-Hodgkin.
Linfoma do apêndice vermiforme. *Pathol Int*;50(4):313- 317.2000
64. Streubel B, Lamprecht A, Dierlamm J, et al. T(14;18)(q32;q21) com envolvimento de IGH e MALT1 é uma aberração cromossómica frequente no linfoma MALT. *Blood*. 101(6):2335-2339.2003
65. Esteban JM, Gutierrez del Olmo A, Baki V, et al. Linfoma colorrectal associado a tecido linfático da mucosa manifestando-se como polipose múltipla. *Gastrointest Endosc*. 61(7): 928-930.2005
66. Kodama T, Oshima K, Nomura K, et al. Polipose linfomatosa do trato gastrointestinal, incluindo linfoma de células do manto, linfoma folicular e linfoma do tecido linfático associado à mucosa. *Histopathology*;47 (5):467-478.2005
67. Lee YG, Lee S, Han SW, Lee JS. Um caso de linfoma MALT múltiplo do cólon identificado como coloração simples da mucosa. *J Korean Med Sci*;20(2):325-328.2 005
68. Sackmann M, Morgner A, Rudolph B, et al. A regressão do linfoma MALT gástrico após a *erradicação da Helicobacter pylori* é prevista pelo estadiamento endossonográfico. Grupo de estudo do linfoma MALT. *G astroenterologia*. ,113(4):1087-1090.1997
69. Sackmann M, Morgner A, Rudolph B, et al. Regre ssão do MALT gástrico

Previsão de linfoma após *erradicação de Helicobacter pylori* por estadiamento endossonográfico. Grupo de estudo do linfoma MALT. *Gastroenterology.*;113(4):1 087-1090.1997

70. Romaguera JE, Medeiros LJ, Hagemeister FB, et a l. Freqüência de gastrointe-.
Envolvimento dos tecidos e seu significado clínico no linfoma de células do manto. *Cancro*;97(3):586-591.20 03
71. Okazaki K. Multiple lymphomatous polyposis m is common but not specific for mantle cell lymphoma in the gastrointestinal tract. *J Gastroenterol* ;39(10):1023-1024.2004
72. Cornes JS. Polipose linfomatosa múltipla do trato gastrointestinal. *Cancer*;14:249-257.1961.
73. Banks PM, Chan J, Cleary ML, et al. Linfoma de células do manto. Uma proposta para a normalização de dados morfológicos, imunológicos e moleculares. *Am J Surg Pathol*;16(7):637-640.1992
74. Campo E., Raffeld M., Jaffe E.S. Mantle cell lymphoproliferative maelstrom. *Semin Hematol* ;36(2):115-127.1999.

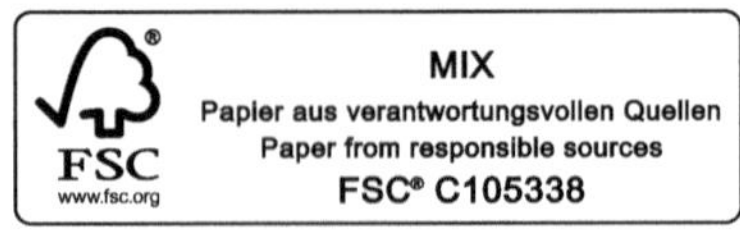

Printed by Books on Demand GmbH, Norderstedt / Germany